AF586700

MATÉRIAUX

POUR LA

FLORE MÉDICALE

DE

MONTPELLIER ET DES CÉVENNES

D'APRÈS LOBEL

PAR

Gustave PLANCHON

PROFESSEUR A L'ÉCOLE SUPÉRIEURE DE PHARMACIE DE PARIS.

MONTPELLIER
BOEHM & FILS, IMPRIMEURS-ÉDITEURS
Place de l'Observatoire.
1868

MATÉRIAUX

POUR SERVIR

A LA FLORE MÉDICALE

DE MONTPELLIER ET DES CÉVENNES.

Renseignements fournis par LOBEL.

Une flore médicale de Montpellier et des Cévennes ne doit point se borner au catalogue des espèces utiles, avec l'indication de leurs localités et de leurs usages. Ainsi restreinte, cette œuvre répondrait sans doute à des questions intéressantes et pourrait rendre bien des services, mais elle resterait incomplète. Il faut davantage, pour une région étudiée depuis trois siècles par des observateurs de premier ordre. Il faut tenir compte de tous les matériaux que les auteurs ont accumulés, les réunir, les comparer, et en extraire, pour chaque espèce importante, une histoire à la fois botanique et médicale.

Un pareil travail demande de longues et minutieuses recherches. Il n'est pas toujours facile de retrouver, sous les noms du XVIe et du XVIIe siècle, les plantes qui nous intéressent, et il faut presque toujours bien du temps pour suivre l'étude de leurs applications à travers les vicissitudes de vogue ou de défaveur qu'elles traversent. Aussi, malgré notre désir de donner d'emblée une œuvre aussi complète que le permettent nos ressources actuelles, avons-nous senti le besoin de diviser notre tâche, en interrogeant successivement chacune des périodes importantes de notre histoire botanique. Nous résumerons ensuite l'ensemble de ces données dans un travail définitif.

Nous commençons cette étude par le XVIe siècle, et nous groupons toutes les recherches de cette époque autour des *Adversaria* de Lobel. Nous aurions pu choisir des œuvres plus brillantes ou des noms d'une plus haute portée scientifique, et nous l'aurions fait volontiers, si nous n'avions voulu être juste, avant tout, et donner à chacun sa part de mérite. La limpidité et l'élégance du style de Clusius, la netteté et le tini de ses descriptions, nous charment bien autrement que le latin barbare et les diatribes incessantes des *Adversaria*; les œuvres des Bauhins ont exercé une tout autre influence sur la botanique du XVIIe siècle; mais, pour l'objet spécial de notre étude, ces noms illustres ne doivent venir qu'en seconde ligne : par le nombre de ses recherches et son exactitude scrupuleuse jusque dans les moindres détails, Lobel mérite, sans contredit, la première place.

Ce n'est pas d'ailleurs un homme ordinaire, que cet infatigable explorateur de nos régions. Dans le grand mouvement du XVIe siècle, il apporte sa rudesse et ses violences, mais aussi son ardeur infatigable, sa passion d'observer et de connaître, son énergie toute-puissante. Plus que tout autre, il contribue à frayer la voie de l'avenir, et réclame sa place dans l'œuvre de rénovation des sciences.

Nous n'avons pas à peindre ici cette grande époque; disons seulement, en deux mots, ce que devient la botanique médicale au milieu de cette transformation de toutes les connaissances humaines. Un changement remarquable s'opère dans les rapports de deux sciences qui auraient dû toujours rester sœurs, et dont l'une avait cependant absorbé et étouffé l'autre pendant des siècles. La botanique s'émancipe, elle secoue le joug de la matière médicale, et, sous l'influence de l'observation directe, renaît plus brillante qu'au temps de Théophraste. Désormais sa place est faite : on étudiera les plantes en elles-mêmes et pour elles-mêmes. Leurs propriétés médicales ne seront point négligées, tant s'en faut, mais leur étude n'exclura pas celle des caractères et des affinités. On respectera toujours et on consultera Dioscoride, mais on ne fera point de son livre le code unique et infaillible de la science : la nature sera le grand maître librement interrogé par les esprits curieux, qui s'efforceront de lui dérober tous ses secrets.

La matière médicale aura-t-elle perdu quelque chose à cet affranchissement de la botanique? Assurément, non. N'oublions pas que les auteurs de cette révolution sont tous des médecins, très-attachés à leur science, et nullement disposés à en rabaisser l'une des branches les plus importantes. Ils la relèvent, au contraire, en lui donnant sa véritable signification, en l'arrachant elle-même à la tyrannie d'un livre, en la fondant sur ses véritables bases: l'observation et l'expérience. D'ailleurs, plus les affinités des plantes seront connues, et plus il sera facile d'étudier leurs propriétés. On entrevoit déjà certains rapports entre les caractères essentiels des plantes et leurs vertus médicinales. Quelques passages de Lobel nous paraissent l'indiquer au XVIe siècle, et, à mesure que les groupes naturels se dessineront davantage, on sentira de mieux en mieux l'évidence de ces relations. Ainsi, la botanique émancipée éclairera d'un nouveau jour la matière médicale, et toutes deux pourront s'avancer parallèlement dans la voie du progrès.

Les *Adversaria* de Lobel portent au plus haut degré le caractère de cette époque de rénovation. Ce qui y domine, ce qui en fait la vive originalité, c'est le goût, nous pourrions dire la passion de l'observation directe. Hommes et choses y sont peints avec une vérité saisissante. Nous ignorons sur quels fondements Ray lui a reproché des erreurs d'observation, la mention en Angleterre de plantes qui n'y existent point. Rien de pareil pour nos espèces méridionales. Les localités y sont toujours indiquées avec une exactitude scrupuleuse que les nombreux observateurs des siècles suivants n'ont pu trouver en défaut.

Cet esprit d'observation, qui donne tant de valeur aux renseignements du botaniste, peut nous inspirer la même confiance dans les remarques du médecin. Une première chose nous frappe en étudiant les œuvres de Lobel, c'est le petit nombre d'espèces réellement employées dans sa pratique. Il en donne, il est vrai, une longue liste dans ses *Observationes*, en faisant suivre leur nom et leur figure de l'article de Dioscoride ou de Galien qui indique leurs propriétés ; mais beaucoup ne sont évidemment là que pour mémoire, comme ces médicaments abandonnés de nos jours et qui sont cependant portés dans nos livres à cause de l'intérêt historique qui s'attache à leur nom. Les vrais éléments de la matière médicale de Lobel sont dans les *Adversaria*, où se retrouvent ses expériences personnelles et celles de ses maîtres. Là, intervient constamment l'observation. C'est sur elle que l'auteur s'appuie pour accepter les remèdes déjà connus et pour en découvrir de nouveaux. C'est aussi son arme la plus puissante contre les erreurs et les préjugés. Il ne repousse rien *à priori*, même ce qui peut lui paraître impossible et absurde. Il va jusqu'à faire l'essai de vertus mystérieuses et magiques attribuées à certaines espèces. Le contact de l'*Hippocrepis* brise, dit-on, les fers des chevaux. Lobel n'en croit rien, mais il veut en faire l'épreuve lui-même, et ce n'est qu'après avoir répété plusieurs fois l'expérience, qu'il se croit le droit de repousser une pareille opinion.

Cette méthode, scrupuleusement observée, ne peut conduire qu'à d'excellents résultats. Nous avons déjà remarqué combien la matière médicale est simplifiée dans les *Adversaria* ; nous pouvons ajouter que le choix des médicaments y est des plus heureux. Plusieurs sont tombés depuis lors en désuétude : la thérapeutique, dans sa tendance de plus en plus marquée à n'employer qu'un petit nombre d'agents, bien étudiés dans leurs effets, a dû nécessairement laisser de côté des remèdes efficaces, mais qui ne lui sont point indispensables ; et cependant, bien des plantes de Lobel ont encore leur place dans nos pharmacopées. Quelques-uns de nos médicaments datent de son époque et se sont conservés avec la formule qu'il leur a donnée lui-même ; nous aurons plus tard l'occasion de les signaler.

Cet amour de l'observation directe et cet esprit d'exactitude nous expliquent, jusqu'à un certain point, les invectives prodiguées à Matthiole, objet ordinaire des attaques de Lobel. Il faut sans doute faire la part de la rudesse naturelle de l'homme dans ces exagérations regrettables, où l'urbanité et le bon goût sont également oubliés. Mais on y sent aussi une sincère indignation contre l'observateur incomplet et inexact, qui ne sait ni interroger ni interpréter la nature. C'est une protestation âpre, mais convaincue, contre les commentateurs qui n'appellent point l'observation à leur aide.

Est-ce à dire que Lobel dédaignât ou repoussât l'érudition ? Non, sans doute ; comme tous ses contemporains, il remonte toujours aux sources, aux livres des anciens ; il les respecte plus que tout autre et tient à grand honneur de retrouver une des plantes qu'ils ont signalées. On n'a qu'à jeter un coup d'œil sur ses œuvres, pour s'apercevoir de cette préoccupation constante. A chaque page, il se demande si telle espèce qu'il vient d'observer répond bien à une des plantes citées par Pline, Théophraste ou Dioscoride. Il se rattache ainsi à l'école des commentateurs; mais il veut que l'érudition s'appuie toujours sur l'expérience, sur l'étude directe des objets.

Nous venons d'indiquer rapidement le caractère général des *Adversaria*. Voyons maintenant quels sont les renseignements que nous pouvons en retirer pour la flore médicale de Montpellier.

C'est en 1565 que Lobel arrive dans notre université, et tout nous fait supposer qu'il y a passé quelques années. Pendant ce temps, nous l'avons dit, il observe hommes et choses, et nous laisse de tout un souvenir dans ses œuvres. Grâce à lui, nous pénétrons plus avant dans l'histoire d'une période féconde pour la botanique et la matière médicale de Montpellier. Nous voyons Rondelet, conduisant ses élèves depuis les bords de la mer jusqu'aux sommets les plus élevés des Cévennes, leur indiquant les caractères ou les propriétés des plantes, ou bien encore leur en démontrant l'efficacité par des guérisons opérées sous leurs yeux. L'évêque Pellissier s'associe parfois à ces études, et y apporte surtout l'autorité de son érudition. Des noms moins illustres, presque perdus pour la science, se retrouvent fréquemment sous la plume de Lobel. C'est d'Assas ou Assatius, qu'il qualifie des titres de « *præceptor exercitatissimus* et de *materia medica bene meritus* » ; c'est aussi un Etienne Baral, plus habile que prétentieux : « *peritior quam jactantior* », et qu'on nommait alors le Dioscoride de Montpellier. De ces savants, nous n'avons guère que le nom et la mention de leur mérite ; mais l'insistance avec laquelle ils sont cités, nous fait comprendre le rôle qu'ils ont dû jouer sur ce théâtre limité de la flore montpelliéraine. Désireux d'en savoir davantage, nous avons longtemps compulsé, mon frère et moi, les registres de l'École de médecine et les actes de l'État civil, et nous avons réussi, pour d'Assas du moins, à retrouver les traits principaux de son histoire. Nous nous bornons ici à rappeler, ce qui est démontré ailleurs par des pièces authentiques, que l'*Assatius* de Lobel n'est autre que Jacques Salomon, dit plus tard *de Bonail d'Assas*, docteur-régent de l'université de médecine, devenu en 1557 gendre de Rondelet. Antoine Pellissier, dans son *Bibliotheca Apollinis*. fait mention de ses œuvres, que nous aurions été très-curieux de retrouver. Malheureusement, il n'en reste plus aucune trace, au moins à notre connaissance. Quant à *Barallius* ou *Barallis*, nous avons vu sa matricule comme élève en 1538, et ses actes de baccalauréat et de docteur dans les registres de l'École; mais nous n'avons pu rien découvrir de plus à son sujet.

Des étudiants nombreux prenaient part aux excursions botaniques. Lobel cite en particulier son condisciple Utenhovius (de Gand). On se demande avec étonnement comment il ne mentionne jamais Pierre Pena, dont le nom figure à côté du sien, comme collaborateur des *Adversaria*, et que les registres des matricules de l'Université nous apprennent être venu à Montpellier précisément à la même époque que Lobel.

Des pharmaciens prenaient part à ces recherches. La plupart avaient probablement un jardin, où ils cultivaient leurs simples et auxquels ils confiaient les plantes rares qu'ils avaient cueillies à quelque distance de Montpellier. Lobel parle en particulier des jardins de Farges, d'Hermet, où il avait planté lui-même l'aconit Napel, venu de l'Aigoual; enfin de celui du professeur Laurent Joubert, où étaient cultivées plusieurs plantes exotiques. Les jardins des couvents renfermaient parfois quelques espèces spéciales, par exemple le *Lacryma Jobi* (*Coix Lacryma*), dont les grains servaient aux moines à faire leurs chapelets; mais les troubles religieux furent bientôt funestes à ces dépendances des monastères, et en firent disparaître les plantes intéressantes.

Il est curieux de noter les espèces cultivées déjà pour les usages pharmaceutiques. Le nombre s'en augmente considérablement au XVIe siècle, et Lobel contribue, pour une large part, à leur introduction. Ses relations avec Venise et l'Italie, qu'il avait parcourue avant de venir à Montpellier, lui offrent l'occasion de recevoir bien des graines nouvelles pour le midi de la France, et il ne manque point de les semer dans les jardins de notre région. En revanche, il envoie des graines ou des plantes de nos environs à Venise, à Lyon, et jusque dans les Flandres, où il doit revenir plus tard, et où il en retrouva quelques-unes avec bonheur. Plus près de nous, il lie des relations assez étroites avec Marseille. Le pharmacien Reinaud est l'intermédiaire ordinaire de ces rapports entre deux régions voisines; il communique à Rondelet et à Lobel plus d'une espèce douteuse, pour les soumettre à leur examen.

Montpellier ne possédait pas de collection publique ; mais un petit musée (*museolum*), appartenant à Rondelet, renfermait probablement les drogues rares ou intéressantes de l'époque.

Ces espèces cultivées alors dans les jardins et les produits curieux signalés par Lobel comme arrivant à Montpellier, méritent une mention à côté des plantes indigènes. Nous ne les négligerons point dans notre étude, et nous les ferons entrer dans le catalogue qu'il nous reste maintenant à dresser des espèces de notre flore indiquées par les auteurs du XVIe siècle comme utiles ou dangereuses. Les *Adversaria* seront la base de ce travail, et nous n'aurons que très-rarement l'occasion d'ajouter aux renseignements qu'ils nous fournissent quelques indications tirées de Clusius, de Dalechamp ou des Bauhins. Dans ce cas, nous aurons soin de noter exactement leur origine.

Nous classerons tous nos matériaux dans l'ordre des familles naturelles, en prenant pour guide la *Flore de France* de Grenier et Godron. Nous indiquerons pour chaque groupe les espèces médicinales observées au XVIe siècle dans la région, en marquant d'une astérisque celles qui n'étaient point indigènes, mais cultivées dans les jardins. Des observations de botanique ou de matière médicale seront placées à la suite de ces listes. Elles se rapporteront presque toutes à des produits employés à l'époque de Lobel, mais dont l'usage a changé depuis lors, ou même est complètement abandonné.

Renonculacées.

Clematis Vitalba L. — *C. Flammula* L. — *Thalictrum flavum* L. — *Anemone hepatica* L. — *Adonis vernalis* L. — *Ranunculus aconitifolius* L. — *R. sceleratus* L. — *Ficaria ranunculoides* Mœnch. — *Caltha palustris* L. — * *Helleborus niger* L. — *H. fœtidus* L. — *Nigella Damascæna* L. — *Delphinium Staphisagria* L. — *Del. Consolida* L. — *Aconitum Napellus* L. — *Pæonia peregrina* Mill. — *Actæa spicata* L.

Les propriétés âcres des Renonculacées étaient déjà bien connues au XVIe siècle, ainsi que le peu de fixité de leur principe actif. On s'en convaincra facilement en lisant les réflexions de Lobel à propos du *Clematis Flammula*. Cette espèce, âcre et vésicante, comme l'indique le nom que lui donnait déjà le peuple à cette époque, est cependant mêlée très-fréquemment aux fourrages de nos prés maritimes, et ne nuit en rien aux bestiaux qui s'en nourrissent. Nous avons pu souvent vérifier le fait attesté par Lobel : comme lui, nous avons vu du côté d'Aigues-Mortes, tomber sous la faux, avec les plantes auxquelles elle s'attache, la forme du *Clematis flammula*, à folioles étroites, que Linnée avait cru devoir distinguer sous le nom de *Clematis maritima*, et les faucheurs nous ont toujours assuré que c'est un très-bon fourrage. Lobel ajoute que les cochons mangent la clématite aussi bien fraiche que desséchée, et qu'elle est excellente pour les engraisser.

Des propriétés analogues sont attribuées aux *renoncules*, et particulièrement au *Ranunculus aconitifolius* de nos Cévennes, et au *R. sceleratus*, autrefois assez répandus dans notre région, qu'on trouvait encore à Lattes il y a une cinquantaine d'années, et que nous ne voyons guère de nos jours que dans les fossés de Lunel. Cette dernière porte dans les *Adversaria* le nom d'*herbe hémorroïdale*, que la plupart des auteurs donnent à une autre espèce de la famille, le *Ficaria ranunculoïdes*.

L'*Helleborus niger*, qu'on croyait généralement à cette époque être le véritable *hellebore* des anciens, était une des renonculacées les plus employées en thérapeutique. On utilisait ses propriétés drastiques contre la manie, les congestions sanguines et séreuses, et même contre le cancer. Lobel raconte comment, au moyen de cette racine, Rondelet guérit à Arles, de congestion cérébrale, un moine d'une constitution athlétique. Il hésite, cependant, à reconnaître dans l'*Helleborus niger* la plante de Dioscoride, et se demande plus d'une fois si l'*Actæa spicata* (nommé alors *Christophoriana*) ne répondrait pas plutôt à l'hellébore des anciens. Une espèce aussi renommée était naturellement cultivée dans les jardins. Dans les contrées où elle était rare ou inconnue à l'état spontané, on lui substituait souvent des renonculacées plus répandues: l'*Helleborus fœtidus*, si commun dans nos taillis, et dont on retrouve encore parfois la racine donnée comme véritable hellébore; l'*Helleborus viridis*, et l'*Adonis vernalis*, employé surtout en Allemagne sous le nom même de la plante qu'il remplace.

La Staphisaigre (*Delphinium staphisagria*) était très-fréquemment cultivée par les paysans, et s'échappait des jardins pour devenir subspontanée. Au XVIe siècle, on la rencontrait assez souvent en pleine campagne. Depuis qu'on l'emploie beaucoup moins, elle tend à se perdre dans nos environs et n'y paraît qu'accidentellement.

Lobel mentionne l'aconit napel dans les bois de l'*Hort de Diou*, au sommet des Cévennes, où les moines de l'abbaye de Banahu la lui avaient indiquée. Il dit même l'avoir rapportée à Montpellier, et plantée dans le jardin du pharmacien Hermet, au Pila Saint-Gély, où elle se conserva longtemps. La plante ne se retrouve plus dans la localité classique des Cévennes; elle n'est abondante que dans les montagnes de la Lozère, et n'existe, un peu plus près de nous, que dans les bois de Concoule, sur les confins du département du Gard.

Il est curieux que Lobel ne cite point, dans notre région, l'*Aconitum Lycoctonum*, qui vient au bois de Salbouz avec l'*Anemone Pulsatilla*. On peut, presque à coup sûr, conclure de son silence sur deux espèces aussi apparentes, qu'il n'avait guère herborisé sur les plateaux calcaires, d'élévation moyenne, qui portent dans le pays le nom de *causses*, et pour lesquels les plantes en question semblent avoir une préférence marquée.

La pivoine du Pic de Saint-Loup (*Pæonia peregrina*), avait naturellement attiré l'attention des botanistes du XVIe siècle. C'était le *Pæonia femina* de Lobel, plus efficace, à son avis, qu'aucun de ses congénères.

Berbéridées.

Berberis vulgaris L.

L'écorce moyenne, de couleur jaune, était alors appelée *bugia*, dans les pharmacies. Clusius attribue (*Hist. plant. rar.*, pag. 121) des propriétés purgatives à sa macération dans le vin blanc faible.

Nymphæacées

Nymphæa alba L. — *Nuphar luteum* Smith.

La racine officinale était celle du nénuphar jaune, qui portait alors à cette époque le nom de *Nenuphar officinarum*. Sa couleur est blanchâtre : elle est encore de nos jours plus employée que celle du nymphæa blanc, dont elle prend très-improprement le nom.

Les feuilles étaient aussi en usage, et, par une fraude assez grossière, on leur substituait parfois celles du *Caltha palustris*.

Papavéracées.

* *Papaver somniferum* L. — *Papaver Rhœas* L. — * *Hypecoum pendulum* L. — *Chelidonium majus* L.

Le pavot officinal était très-répandu dans les jardins : on y cultivait les *Papaver album* et *Papaver nigrum*, parfaitement distingués par Lobel. Tous deux étaient utilisés pour la production de l'opium. Le *Papaver Rhœas* donnait aussi des larmes d'une sécrétion narcotique employée comme les racines et le sirop des fleurs.

Une croyance populaire, fort répandue au XVIe siècle, c'est que les hirondelles se servent du suc de la Chélidoine pour rendre la vue à leurs petits aveugles. Cette légende, qui ne manque pas de charme, repose évidemment sur l'emploi qu'on faisait vulgairement de la plante contre les taies des yeux, et qui lui valut plus tard le nom de Grande Éclaire.

L'*Hypecoum pendulum* n'existait pas plus qu'aujourd'hui dans notre flore ; mais Lobel en avait reçu des graines de Jacques Reinaud, pharmacien à Marseille, et les avait semées dans quelques jardins de Montpellier.

Fumariacées.

Fumaria officinalis L. — *Fumaria spicata* L. — *Corydalis solida* Smith.

Cette dernière espèce, trouvée à l'Hort de Diou, était fort employée par les chirurgiens et les vétérinaires, qui usaient de sa poudre contre les ascarides lombricoïdes.

Crucifères.

* *Raphanus sativus* L. — *Sinapis alba* L. — **Eruca sativa* L. — * *Brassica Rapa*. — * *Brassica Napus* L. — * *B. oleracea* L. — *B. nigra* Koch. — *Sysimbrium officinale* Scop. — *Draba verna* L. — *Thlaspi campestre* L. — *Thlaspi Bursa pastoris* L. — *Lepidium sativum* L. — *Lep. latifolium* L. — *Cakile maritima* L.

Les propriétés antiscorbustiques des crucifères sont trop connues pour que nous y insistions ici. Mais nous signalerons, en outre, avec les auteurs du XVIe siècle, une astringence très-marquée chez plusieurs espèces, et surtout dans une plante répandue dans toutes les régions tempérées : le *Capsella Bursa pastoris*. Ses vertus hémostatiques, indiquées par Lobel, ont été démontrées par plusieurs auteurs, et en particulier par Gouan. Ce dernier cite, dans sa Matière médicale, l'observation intéressante d'un de ses élèves qui se guérit d'une hémorrhagie des organes urinaires au moyen du suc de cette crucifère. Ce remède est resté populaire dans quelques régions. On m'a plusieurs fois assuré, en me voyant cueillir la plante aux environs de Lausanne, qu'elle y est employée contre les hémorrhagies nasales, et la plupart du temps avec succès.

C'est à une pareille astringence qu'il faut attribuer l'action du *Sysimbrium officinale*[1] (*Irio* ou *Erysimum* de Lobel), contre les maux de gorge et l'enrouement. Rondelet montra le premier l'usage qu'on pouvait en faire, et Lobel, qui avait eu l'occasion de voir maintes guérisons obtenues par son maître, ne manqua pas de profiter de ces exemples. Ce fut lui qui donna la formule du sirop d'érysimum ou des chantres.

---

[1] Sprengel (*Historia Rei herbariæ*, I, pag. 401) rapporte au *Sysimbrium Irio* la plante employée par Lobel, et, à première vue, on pourrait croire en effet que c'est cette espèce à siliques non appliqués contre la tige, que l'auteur a voulu figurer dans ses *Adversaria*. Mais un examen plus attentif nous a convaincu que c'était un échantillon encore jeune du *Sysimb. officinale.* La forme des feuilles, la disposition des rameaux, la longueur et la largeur de la silique la, rattachent évidemment à cette espèce, et nous en avons vu tel exemplaire, dont les grappes fructifères n'étaient encore que très-peu développées, ressemblant exactement à la figure de Lobel.

Voici du moins ce qu'on trouve à la page 107 des *Observationes: Syrupus de erysimo efficacissimus, cujus beneficio juvenculas decennio raucedine laborantes percuravi.*

R. Erysimi totius recentis M vj.—Radicum Helenij, tussilaginis succo adhuc prægnantium, Glycyrrhizæ ana unc. ij. — Borraginis, Cichorii, Capillorum Veneris ana M. i. s. Florum cordialium, anthos, Stæchadis vel Betonicæ ana M. s. Anisj drachm. vj, passularum mundatarum unc. ij incisis et contusis. Fiat omnium decoctio ex arte in sufficienti aquæ hordei, hydromelitis, et unc. vj. succi Irionis ad lib. duas vel tres. expressioni dissolue sacchari q. s. fiat syrupus: quo diu et continuo utendum, purgato corpore.

Malgré son odeur d'ail, l'*Alliaria officinialis* se rapproche beaucoup plus, par ses propriétés, de l'Erysimum que des Allium; il était employé contre la toux et l'enrouement.

Quelques espèces étaient utilisées pour leur principe excitant: le *Lepidium sativum,* cultivé sous le nom de *Cresson d'alenois;* le *Lepidum latifolium,* dont l'extrême violence était exprimée par le mot de *Passerage;* le *Sinapis alba,* cultivé pour son usage dans certains médicaments composés (Diasatyrion; Elect. de ovo); le *Sinapis nigra*, condiment assez répandu; le *Thlaspi campestre,* également âcre et employé dans les officines comme antidote et comme un des éléments de la Thériaque; enfin l'*Eruca sativa,* aphrodisiaque. Les moines de Maguelone, qui avaient reçu les graines de cette espèce d'un frère d'Espagne, ne manquaient point de la semer chaque année, pour en fournir leur table et, dit Lobel, s'en délecter à l'envi.

Terminons cette énumération par deux espèces complètement oubliées de nos jours, employées jadis, l'une comme purgative, *Cakile maritima,* l'autre, *Draba verna,* contre les panaris, et portant le nom même de cette maladie, *Paronychia.*

Capparidées.

* *Capparis spinosa* L.

Les câpres, surtout les plus petites, étaient déjà très-appréciées au xvie siècle.

Cistinées.

Cistus Monspeliensis L. — *C. salvifolius* L. — *C. albidus* L. — *Helianthemum vulgare* Gærtn.

Les diverses espèces de Ciste peuvent toutes donner du laudanum. C'est surtout du *C. Monspeliensis* (*C. Ledon* de Lobel non de Lamarck), qu'on extrayait le meilleur, au dire de Jean Bauhin (*Hist. plant.*).

On employait comme astringent l'*Helianthemum vulgare.*

VIOLARIÉES.

Viola odorata L. — *V. sylvatica* Fries. — *V. tricolor.* L.

La violette odorante était recherchée comme de nos jours pour le sirop de violettes. Les variétés doubles d'Anvers et d'Angleterre étaient particulièrement renommées dans les officines.

RÉSÉDACÉES.

Reseda luteola L.

Employé pour la teinture en jaune à partir du XVIe siècle.

CARYOPHYLLÉES.

Silene inflata Sm. — *Saponaria officinalis* L. — *Spergula arvensis* L. — *Stelaria media* Vill.

Le *Spergula arvensis* était alors fort apprécié dans le Brabant pour engraisser les vaches et leur donner du lait. C'était le *Spurry* des Belges et des Anglais.

LINÉES.

* *Linum usitatissimum* L. — *L. maritimum* L.

Parmi les Linées assez abondantes dans notre région, Lobel cite le *L. maritimum* comme fournissant des fibres résistantes analogues à celles du *L. usitatissimum.*

TILIACÉES.

Tilia europœa L.

Lobel distingue deux espèces de tilleul sous le nom de *Tilia fœminea* et de *T. mas.* La première espèce seule est un vrai *Tilia*, le *T. Europœa*; la seconde se rapporte plutôt au Charme.

MALVACÉES.

Malva sylvestris L. — *M. rotundifolia* L. — *Althœa officinalis* L. — * *Alcœa rosea* L. — * *Hibiscus vitifolius* L.

Les propriétés émollientes des mauves étaient connues des anciens, comme le prouve le nom générique de μαλακοσ (émollient) que leur donnaient les Grecs. On les cultivait autrefois comme aliment ; et, même au XVIe siècle, le peuple allait recueillir les jeunes pousses de la plante pour les manger avec les turions d'asperge sauvage (*Asparagus acutifolius* L.).

L'*Althœa officinalis*, si commun dans la région de nos prés maritimes, était surtout employée contre les catarrhes, en pastilles (*ossuli* et *morselli*) que l'on confectionnait avec le plus grand soin.

Un assez bon nombre de Malvacées exotiques étaient déjà cultivées en Italie[1]. Quelques-unes étaient arrivées jusqu'à Montpellier : la *Rose trémière* déjà répandue dans les jardins, et une espèce venue d'Égypte (*Exotica malvacea, Bamia Eben quibusdam*) que Lobel avait semée en 1565 dans le jardin de L. Joubert, et qui ne donna que des feuilles sans fleurs[2].

GÉRANIACÉES.

Geranium Robertianum L. — *G. rotundifolium* L.

Ces deux espèces de *Geranium* jouissaient autrefois d'une grande réputation : le premier, comme astringent et vulnéraire ; le second, comme calmant les épreintes de l'intestin.

HYPÉRICINÉES.

Androsæmum officinale All. — *Hypericum perforatum* L.—*Hyp. quadrangulum* L.

Les propriétés vulnéraires des *Hypericum* sont restées populaires depuis le XVIe siècle. Le nom de *Toute-Saine* donné à l'*Androsœmum* indique le cas qu'on en faisait : mais c'était surtout l'*Hyp. perforatum*, beaucoup plus répandu dans notre région, que les médecins avaient vanté, et dont l'emploi est resté dans les usages du peuple. La plante a conservé son nom vulgaire de *Trescalan*. On emploie l'huile d'olive dans laquelle on a fait digérer les sommités de la plante. Autrefois, c'était un médicament plus complexe, dont Lobel donne ainsi la formule :

Oleum Hypericonis.

Accipite :	Summitatum Hyperici....... Olei communis............	ana L ij
	Myrrhæ.................... Gummi Elemni.............	ana unc. IIIj
	Terebenthinæ..............	unc. IIIj
	Aloes......................	unc. j
	Thuris..................... Mastiches.................	ana unc. S

Infundantur, bulliantque in diplomate ex arte. — (Lob.; Adv. 173.)

On attribuait à l'*Hyp. quadrangulum* des propriétés semblables, mais moins énergiques.

---

[1] Citons, entre autres, le *Gossypium herbaceum* dont on retirait passablement de coton. On prenait la précaution, pour faire germer rapidement les graines, de les laisser macérer quelque temps dans l'eau. On pouvait ainsi avoir des plantes hâtives, qui mûrissaient leur fruit avant l'hiver.

[2] C'est très-probablement l'*Hibiscus vitifolius* L., signalé en Égypte par Prosper Alpin.

AMPELIDÉES.

Vitis vinifera L.

Lobel regarde comme spontanées les vignes qui croissent dans nos bois ; il ne songe pas à les rapporter à une dégénérescence de nos variétés cultivées. Nous avons donné dans un autre travail des raisons qui confirment cette opinion.

HIPPOCASTANÉES.

* *Æsculus Hippocastanum* L.

C'était une rareté à cette époque que les marrons d'Inde : aussi Lobel mentionne-t-il comme une curiosité ceux qu'il a vus dans la collection de Rondelet (*in museolo Rondeletii*). Une seule chose nous étonne dans son observation, c'est le goût agréable qu'il attribue à ces graines (*prædulces*). *Advers.*, pag. 433.

Il est évident, d'après ce qui précède, que le marronnier n'avait pas encore été planté dans nos environs.

MÉLIACÉES.

* *Melia Azedarach* L.

Fréquemment plantée dans la région de la plaine, cette espèce était appelée *Jujube blanche* par les Montpelliérains. C'était probablement l'*Asara Darachi* d'Avicenne, d'où le nom moderne d'Azedarach.

OXALIDÉES.

Oxalis Acetosella L.

RUTACÉES.

* *Ruta graveolens* L. — *R. angustifolia* Pers. — *R. montana* DC.

Lobel et Clusius (Hist. Plant., 2e p. CXXXVI) attribuent à cette dernière espèce des propriétés âcres très énergiques. Clusius recommande de ne point porter la main au visage après avoir cueilli cette plante. Il dit en avoir éprouvé lui-même des inconvénients, et raconte surtout l'histoire d'un de ses compagnons d'herborisation qui eut à se repentir d'avoir agi sans précautions avec cette espèce. Cet étudiant, ayant voulu se défendre des ardeurs de notre soleil méridional, en plaçant sur sa tête des jeunes feuilles de rue, fut atteint d'une érysipèle fort intense, dans tous les points touchés par la sueur découlant de son front. Lobel attribue des propriétés semblables aux simples émanations de la plante, et il n'y a en effet rien d'étonnant à ce que l'huile essentielle, se volatilisant dans les fortes chaleurs de nos étés, produise, à distance même de la plante, les effets rubéfiants indiqués par ces auteurs. On sait qu'une autre espèce de la même famille, le *Dictamnus Fraxinella*, s'entoure ainsi quelquefois d'une sorte d'atmosphère d'huile essentielle, qu'il est possible d'enflammer. Cette curieuse expérience ne réussit pas seulement dans nos régions méridionales. Un observateur, digne de toute confiance, m'a assuré l'avoir faite dans les environs de Lausanne.

CORIARIÉES.

Coriaria myrtifolia L.

Le *Redoul*, si commun sur les bords du Lez et dans quelques autres localités des environs de Montpellier, était employé au XVIe siècle pour tanner le cuir. Lobel ne signale pas les propriétés vénéneuses de cette espèce, dont les fruits, rappelant les mûres de ronce, ont souvent tenté des enfants ou même des personnes d'un âge mûr, et ont produit chez eux de graves accidents. Gouan rapporte à l'ingestion de ces fruits la mort de plusieurs enfants de Montpellier, et il y a quelques années à peine on a pu observer à l'hôpital Saint-Éloi les symptômes d'un empoisonnement semblable sur des soldats de la garnison. Depuis lors, M. Riban en a isolé le principe toxique, qu'il a nommé *Coriamyrtine*.

ILICINÉES.

Ilex Aquifolium L.

L'écorce du Houx était surtout employée à faire de la glu.

RHAMNÉES.

* *Zyziphus vulgaris* L. — *Paliurus aculeatus* L. — *Rhamnus catharticus* L. — *Rh. Alaternus* L. — *Rh. infectorius* L.

Le *Paliurus aculeatus*, de nos jours inusité, était au XVIe siècle employé comme diurétique et contre les calculs vésicaux ; le *Rhamnus Alaternus* comme astringent. Le sirop de Nerprun (*Rh. catharticus*) était déjà destiné aux mêmes usages qu'aujourd'hui. Le *Rh. infectorius*[1] était indiqué comme pouvant servir à la teinture en jaune.

TÉRÉBINTHACÉES.

Pistacia Lentiscus L. — *P. Terebinthus* L. — *Rhus Coriaria* L. — *Cneorum tricoccum* L.[2].

Le *Cneorum tricoccum* est particulièrement répandu dans les mêmes localités qu'au XVIe siècle. C'est au pied de la chaîne de la Gardiole,

---

[1] Nous rapportons au *Rh. infectorius* l'espèce désignée par Lobel sous le nom de *Paliurus alter peregrinus*, et à laquelle Magnol (*Bot. Monsp.*) donne pour synonyme le *Lycium gallicum* J. B. — Gouan y voit, à la vérité, le *Rh. catharticus* L. ; mais cette espèce linéenne correspond sans aucun doute au *Spina infectoria* de Lobel et non à son *Paliurus peregrinus*.

[2] Nous ne plaçons ici le *Cneorum tricoccum* que pour suivre l'ordre de la *Flore de France* de Grenier et Godron. Comme quelques autres genres de notre région, *Coriaria*, *Cynocrambe*, *Aphyllanthes*, le Cneorum ne rentre en réalité dans aucune de nos familles naturelles. Peut-être faudrait-il le rapprocher des Euphorbiacées, autant, sinon plus que des Térébinthacées. En tout cas, il conviendrait d'en faire un groupe à part reliant des familles Polypétales avec des Apétales.

entre Frontignan et Villeneuve, qu'il croît encore de préférence. De nos jours on néglige complètement ses propriétés; il y a trois cents ans, Rondelet l'avait mis en vogue comme remède. Les pharmaciens en préparaient l'extrait avec beaucoup de soin; Lobel indique toutes les précautions qu'ils devaient prendre pour sa confection. C'était un purgatif très-doux.

Le Lentisque et le Térébinthe, qui couvrent toutes nos garrigues, ne donnent d'ordinaire aucune exsudation résineuse. Cependant Lobel dit en avoir obtenu quelquefois par des incisions multipliées, particulièrement des Térébinthes, qui abondent dans le bois de Valène.

Le *Rhus coriaria* était fort recherché pour les propriétés tannantes de ses feuilles et de son écorce. Ses fruits acidules étaient employés comme condiment dans les cuisines.

PAPILIONACÉES.

Spartium junceum. L. — *Sarothamnus vulgaris* Wimmer. — *Genista tinctoria* L. — *G. Scorpius* L. — *Lupinus albus* L. — *Ononis spinosa* L. — *Medicago sativa* L. — *Melilotus officinalis* Lamk. — *M. alba* Lamk. — *Trifolium incarnatum* L. — *T. pratense* L. — *T. arvense* L. — *T. angustifolium* L. — *Dorycnium suffruticosum* Vill. — *Lotus corniculatus* L. — *Colutea arborescens* L. — *Glycyrrhiza glabra* L. — *G. echinata* L. — *Psoralea bituminosa* L. — **Phaseolus vulgaris* L. — *Vicia sativa* L. — * *V. Faba* L. — *V. Narbonensis* L. — * *Ervilia sativa* Link. — * *Lens esculenta* Mœnch. — * *Cicer arietinum* L. — * *Pisum sativum* L. — * *Lathyrus sativus* L. — *L. tuberosus* L. — *Coronilla Emerus* L. — *Hippocrepis unisiliquosa* L. — * *Onobrychis sativa* L.

On voit, par la liste qui précède, que la plupart de nos légumes et de nos fourrages étaient déjà cultivés au XVIe siècle dans nos environs. Quelques-uns commençaient cependant à peine à s'y répandre. Lobel y apporta le premier les graines de l'Esparcette, qu'il tenait du Hollandais Coldenberg, et introduisit la plante dans les jardins. Le *Trifolium incarnatum* ne se rencontrait guère dans nos champs; Lobel ne l'avait vu en abondance que dans les prés et autour de la fontaine publique du Vigan. La Luzerne était beaucoup plus cultivée sous le nom de *Foin de Bourgoingne (Fœnum Burgundiacum)*.

Quelques Trèfles étaient recherchés pour leurs propriétés doucement astringentes et vulnéraires; tels étaient: le *Trifolium arvense (Lagopus* de Lobel) et le *T. angustifolium* dont on employait surtout les épis mûrs. Le *Dorycnium suffruticosum* servait aux mêmes usages.

Les plantes purgatives de ce groupe étaient surtout : le *Colutea arborescens*, qu'on appelait déjà Baguenaudier, et que beaucoup confondaient avec le Séné; le *Genista Scorpius*, dont les fleurs étaient employées contre la jaunisse. Il ne s'agit nulle part du *Sarothamnus purgans*.

D'autres Génistées étaient réputées vomitives. C'était surtout le *Spartium junceum* dont les fleurs pouvaient être ordonnées à la dose de

2 à 5 drachmes et les graines à la dose de 4 drachmes. On recommandait de ne pas leur substituer les fleurs ou les graines du *Genista scoparia*, si peu efficaces que le peuple les mangeait confites dans le vinaigre sans en éprouver de nausées. Dans le Brabant, les boutons de fleurs de ce dernier étaient un condiment fort employé en guise de câpres. On accusait de produire des nausées les *Glands de terre*, tubercules farineux du *Lathyrus tuberosus*.

Des propriétés énergiques contre les venins étaient attribuées au *Psoralea bituminosa*. Lobel lui-même paraît partager cette opinion et penser que l'application de cette plante sur le corps peut attirer à elle le venin et en détruire les effets. Mais il ne croyait nullement aux propriétés magiques du *Sferro-Cavallo* (*Hippocrepis unisiliquosa*). On pensait à cette époque, et j'ai retrouvé des traces de cette croyance chez quelques paysans des environs de Lausanne, que le contact de cette plante suffisait pour briser les fers des chevaux. Nous avons vu déjà que Lobel, malgré son incrédulité sur ce chapitre, avait cru devoir faire sérieusement l'expérience. Inutile de dire quel avait été le résultat.

Le *Glycyrrhiza glabra*, qui existe encore dans les marais de Vic, entre Cette et Montpellier, se trouvait alors encore plus près de nous, à Lattes, où nous l'avons toujours vainement cherché. On le préférait de beaucoup au *Gl. echinata*, comme plus doux et plus agréable; à tel point que ce dernier n'était cultivé dans les jardins que comme plante d'ornement.

Il est étonnant que Lobel ne parle pas des quelques pieds d'*Anagyris fœtida* qui se trouvent à Montpellier sur les bords de la Mosson, dans une localité non loin de laquelle il avait certainement herborisé. Il ne signale cette espèce que dans quelques parties de la Provence.

Amygdalées.

* *Amygdalus communis* L. — * *Am. Persica* L. — * *Prunus Armeniaca* L. — * *Pr. domestica* L. — *Pr. spinosa* L. — * *Pr. Cerasus* L.

Les arbres fruitiers énumérés ci-dessus présentaient déjà dans les cultures de nombreuses variétés. On faisait avec le fruit du Prunellier sauvage (*Pr. spinosa*) le suc astringent qu'on appelait alors *Acacia Prunellorum*, et que nous nommons encore *Acacia nostras*.

Rosacées.

Spiræa Ulmaria L. — *Geum urbanum* L. — *Potentilla Tormentilla* Nestl. — *Pot. anserina* L. — *Fragaria vesca* L. — *Rubus cæsius* L. — *R. discolor* Veih. et Nees. — *R. idæus* L. — * *Rosa gallica* L. — *R. canina* L. — *Agrimonia Eupatoria* L. — *Poterium Sanguisorba* L. — *Sanguisorba officinalis* L. — *Alchemilla alpina* L.

Les propriétés astringentes des racines de *Geum*, *Potentilla*, *Alchemilla*, *Fragaria*, sont mises parfaitement en évidence dans les *Adversaria*. La *Tormentille* y joignait des propriétés calmantes, utilisées contre les maux de dents ; l'eau distillée de Fraises et celle de l'Ansérine des propriétés émollientes, qui les faisaient employer contre les inflammations de la peau. On se servait également des racines du *Poterium Sanguisorba* et du *Sanguisorba officinalis* comme hémostatiques. La tige et les feuilles étaient mangées en salade ; on les ajoutait parfois au vin, pour lui donner une odeur aromatique, rappelant celle du Melon.

Pomacées.

* *Mespilus germanica* L. — *Cratœgus monogyna*[1] Jacq. — *Cr. oxyacantha* L. — *Cr. Azarolus* L. — * *Cydonia vulgaris* Pers. — * *Pyrus communis* L. — * *Pyr. Malus* L. — * *Sorbus domestica* L.

L'*Azerolier* portait à Montpellier le nom de *Pometz*, qui s'est conservé jusqu'à ce jour sous une forme un peu différente : *Poumetas*, *Poumetas de dous closses*. Il était alors répandu dans le bois de Valène.

Granatées.

* *Punica Granatum* L.

Connu sous le nom français de *Mygraines*.

Cucurbitacées.

Bryonia dioïca Jacq. — *Ecballium Elaterium* Rich. — * *Momordica Balsamina* L. — * *Cucumis Melo* L. — * *C. sativus* L. — * *Citrullus Colocynthis* L. — *Cucurbita maxima* Duch. — * *C. Pepo* DC. — * *Lagenaria vulgaris Seringe.*

Un assez grand nombre de Cucurbitacées de formes et de dimensions variées étaient cultivées dans les jardins du XVIe siècle. Le *Cucumis Melo* y donnait nos Melons ordinaires, fortement parfumés, qu'on mangeait très-communément avec un peu de sel ; de petits Melons dépassant à peine la taille des oranges, d'un parfum de musc très-marqué, d'une saveur très-délicate ; des Melons à chair et à écorce blanchâtre, excellents au goût ; enfin une variété plus curieuse qu'utile, le *Melon serpent* (*Cucumis flexuosus* L.) qu'on trouvait déjà dans les jardins des amateurs de botanique. Le *Cucumis sativus* fournissait les Concombres et les *Cornichons* fort appréciés comme condiments ; le *Cucurbita maxima* des *Potirons*[2], pouvant atteindre 80 livres ; le *Cucurbita*

---

[1] Les deux espèces que nous distinguons ici (*Crat. monogyna* et *oxyacantha*) étaient confondues par Lobel comme par tous les auteurs jusqu'à De Candolle. C'était l'*oxyacantha*, en langage ordinaire l'*Aubespine*, de nos jours l'Aubépine.

[2] Nous croyons devoir assimiler aux Potirons le *Pepo maximus indicus compressus*, aux Citrouilles les *Pepones oblongi sive ovales vulgatissimi*, aux Courgerons les *Pepones compressi rotundi, melonis effigie* ; aux Pâtissons les *Pepones latiores clypeiformes*.

Pepo, des Citrouilles, des Courgerons, des *Pâtissons* ou *Bonnets d'électeur*. On cultivait aussi deux variétés du *Lagenaria vulgaris* donnant des calebasses et des gourdes à contenir les boissons; le *Citrullus Colocynthis* [1] pour ses fruits purgatifs, et le *Momordica Balsamina* pour la beauté et l'utilité de ses *pommes de merveille*. L'huile dans laquelle avaient bouilli ces fruits calmait les douleurs et cicatrisait les plaies.

Les Cucurbitacées indigènes n'étaient point négligées. Le Concombre sauvage ou Concombre d'âne, l'Elatérium [2] des anciens, avait attiré l'attention de Rondelet et de ses disciples. Lobel recommande l'extrait de ses fruits comme un purgatif et donne les meilleurs moyens de le préparer. Les racines de Bryone étaient appliquées en cataplasmes pour calmer les douleurs des articulations : on les plaçait aussi, après les avoir mêlées au sang de bœuf, sur les tumeurs cancéreuses. Malgré l'âcreté de la plante, le peuple en cueillait les jeunes pousses et les mangeait en guise d'asperges.

Portulacées.

Portulaca oleracea L.

Lobel distingue deux variétés du Pourpier : l'une cultivée (*P. domestica*), l'autre sauvage (*P. sylvestris*) ; la première ayant des propriétés rafraîchissantes ; l'autre beaucoup plus âcre, surtout dans le Midi.

Paronychiées.

Herniaria glabra L. — *H. hirsuta* L.

L'Herniaire, dont on n'avait pas encore distingué deux espèces, portait le nom d'*Herba Turca* [3]. Elle était très-employée contre le venin des serpents, les obstructions du foie et l'ictère. On la recommandait surtout en applications sur les hernies, d'où son nom, déjà employé au xvie siècle, d'*Herniaria*.

---

[1] Le *Citrullus sativus*, la Pastèque, n'était pas encore cultivée dans le Languedoc : elle venait surtout des jardins du Piémont et de l'Italie.

[2] Lobel établit cette synonymie dans un long paragraphe de ses *Adversaria*.

[3] Sprengel (*Hist. Rei. Herb.*) donne pour synonyme à l'*Herba Turca* de Lobel le *Radiola Millegrana* Smith, de la famille des Linées. La figure très-imparfaite des *Adversaria* peut certainement prêter à cette interprétation ; mais quelques particularités de la description qui accompagnent cette figure nous paraissent devoir lever tous les doutes, et nous font rapporter la plante à l'*Herniaire*. La couleur des fleurs, celle de l'ensemble de la plante (*ex herbaceo flavet*), les localités où elle croît, ne peuvent s'appliquer au *Radiola*.

Crassulacées.

Sedum acre L. — *Sempervivum tectorum* L. — *Umbilicus pendulinus* L.

Les propriétés âcres de ces espèces étaient déjà utilisées : les bonnes femmes guérissaient les cors au pied avec le *Sempervivum*; les médecins employaient l'eau distillée de cette plante contre les fièvres.

Cactées.

Opuntia Ficus indica L.

Cultivée dans les jardins des monastères, cette espèce a résisté pendant plusieurs années au climat de Montpellier, même après avoir été livrée à elle-même.

Grossulariées.

* *Ribes nigrum* L. — * *R. rubrum* L.

On préparait en pharmacie avec le *R. rubrum* un *Rob de Groseille*.

Saxifragées.

Saxifraga tridactylites L.

Comme le *Draba verna*, cette espèce était appelée *Paronychia*, parce qu'elle était employée contre les panaris.

Ombellifères.

Daucus Carota L. — * *Coriandrum sativum* L. — * *Anethum graveolens* L. — *Peucedanum officinale* L. — *Opopanax Chironium* Koch. — *Pastinaca sativa* L. — *Heracleum Lecokii* God. et Gren. — *Tordylium maximum* L. — *Chritmum maritimum* L. — *Meum athamanticum* Jacq. — *Silaus pratensis* Besser. — *Seseli tortuosum* L. — *Fœniculum vulgare* Gœrtn. — *F. dulce* DC. — *Bupleurum rotundifolium* L. — *Bup. fruticosum* L. — * *Pimpinella Anisum* L. — *Bunium Carvi* Bieb. — *B. bulbocastanum* L. — *Ægopodium Podagraria* L. — *Ammi majus* L. — * *Petroselinum sativum* Hoffm. — *Apium graveolens* L. — *Scandix Pecten-Veneris* L. — *Anthriscus Cerefolium* Hoffm. — *Conium maculatum* L. — *Eryngium maritimum* L.

Les *Seseli*, aujourd'hui presque complètement oubliés, étaient autrefois employés pour la thériaque, et Lobel s'efforce d'en débrouiller les diverses espèces. Le vrai Seseli officinal, celui de Marseille (*Seseli massiliense* de Dioscoride), très-mal connu de Mathiole, n'est pas autre chose que le *Seseli tortuosum* L., plante commune à Marseille et dans beaucoup de localités méridionales. Lobel croyait pouvoir le remplacer avec avantage par le *Seseli Œthiopicum* des anciens (*Bupleuron fruticosum* L.), et envoyait de Montpellier les graines de cette espèce à ses amis de Lyon et de Venise, pour la confection d'une bonne thériaque. Il rapporte aussi au groupe des *Seseli*, sous le nom de *Seseli Peloponense, folio cicutœ*, le *Thapsia villosa*, qui croît encore dans nos environs; enfin, son

Seseli creticum majus est évidemment le *Tordylium maximum* de nos champs et de nos haies.

Quelques autres plantes étaient confondues par bien des médecins avec le vrai *Seseli officinal* : c'était par exemple le *Silaus pratensis* (*Seseli pratense Monspeliensium* de Lobel), que Mathiole avait fort inexactement indiqué comme la plante de Dioscoride. Lobel, tout en relevant cette erreur, donne les plus grands éloges à cette espèce, à son avis, plus active et plus efficace qu'aucun des *Seseli*, comme excitante et emménagogue.

Le *Laserpitium gallicum*, trouvé par Magnol à l'ermitage de Saint-Guilhem-le-Désert, n'était point tombé sous les yeux de Lobel, qui n'en parle que comme d'une plante étrangère à la Flore de Montpellier. C'est du moins cette espèce que nous croyons reconnaître dans la description du *Laserpitium e regione Massiliæ repertum*, accompagnée d'une très-mauvaise figure, qui ne donne nullement l'idée de la plante.

Le *Bupleuron rotundifolium* était employé par les chirurgiens contre les ulcères, les hernies et les fractures; le *Peucedanum officinale* du bois de Grammont, où nous le cueillons encore, était un purgatif déjà peu usité au XVIe siècle, à cause de son odeur désagréable.

Le *Spondylium* de Lobel est représenté, dans nos Cévennes, par l'*Heracleum Lecokii*. Cette espèce paraît remplacer sa congenère (*H. Sphondylium*) dans toute notre région. Les auteurs du XVIe siècle la confondaient, du reste, avec le type ordinaire, et lui donnaient également le nom de Fausse-Acanthe ou de Branc-Ursine. Cette dénomination vulgaire a parfois induit en erreur les médecins peu versés dans la connaissance de la botanique; quelques-uns l'ont administrée comme le véritable *Acanthe*, et ont ainsi produit des accidents d'apparence fort grave. L'un d'eux, cité par Lobel, aurait observé, sous l'influence d'un pareil traitement, un sentiment de froid glacial suivi d'un état de stupeur.

Le *Meum Athamanticum*, l'un des ingrédients de la thériaque, est encore appelé *Cestre* ou *Cistre*, dans la localité de l'Espérou où Rondelet et ses disciples le cueillaient jadis. L'emploi de sa racine pour la guérison de l'un des moines de Banahu, attaqué d'hydropisie, indique le cas qu'on en faisait à cette époque.

On a vu, par notre liste, que les espèces carminatives étaient presque toutes employées et cultivées. De même les espèces alimentaires, le Panais (*Pastinaca domestica* et non *sativa* de Lobel) et les Carottes, qui portaient le même nom générique (*Pastinaca sativa*; *P. sylvestris*), dont on distinguait déjà plusieurs variétés. Le *Chritmum maritimum* (*vulgò* Sampere, *D. Petri herba*) était confit dans le vinaigre et employé comme condiment. Les feuilles jeunes de l'*Eryngium maritimum* avaient les mêmes usages.

Nous avons porté sur notre liste le *Chironium Opopanax*, bien que nous n'en ayons jamais vu découler de gomme résine, et que Lobel ne mentionne non plus aucune exsudation semblable. Nous avons cru cependant devoir signaler la présence de la plante dans la région, d'autant que Gouan a été jadis plus heureux que nous, et a pu en retirer quelques larmes d'*Opopanax*. L'espèce avait presque été détruite du temps de Lobel, dans la localité de Mireval, vis-a-vis l'ermitage de Saint-Bazile, par les nombreux étudiants qui allaient l'y cueillir. Nous l'avons retrouvée, mon frère et moi, dans ce même endroit, il y a quelques années à peine.

ARALIACÉES.

Hedera Helix L.

Lobel fait observer que les Lierres stériles ne donnent pas de gomme, ce qui laisserait supposer qu'il en avait observé sur les grands Lierres, portant fruit. C'est cependant une rareté qu'une exsudation pareille dans notre région ; nous avons souvent fait, mon frère et moi, des incisions aux très-beaux pieds de Lierre de nos environs, et particulièrement à ceux de Doscare, sans en rien obtenir. Nous en avons seulement quelques échantillons de Graniès, près de Saint-Hippolyte, dans le Gard.

CORNÉES.

Cornus mas L. — *C. sanguinea* L.

Le *Cornus sanguinea* était alors le *Cornus fœminea*, aussi nommé *Virga sanguinis*.

CAPRIFOLIACÉES.

Sambucus Ebulus L. — *S. nigra* L. —*Viburnum Tinus* L. — *Lonicera Periclymenum* (?).

Le Sureau ordinaire fournissait alors en Allemagne et en Suisse une espèce de confiture, friandise ordinaire des enfants. En France, on préparait au moyen de ses fleurs et surtout du suc, des fruits au vinaigre rouge fort estimés. Les fruits du Laurier Tin, assez commun au bois de Valène et à la montagne de Cette, donnaient une huile très-employée pour attirer et nourrir les tourdes. Rondelet remit en honneur l'eau distillée du *Lonicera Periclymenum* associée par les anciens à la poudre de graine de Lavande, pour faciliter et hâter la parturition.

RUBIACÉES.

* *Rubia tinctorum* L. — *R. peregrina* L. — *Galium Cruciata* Scop. — *G. verum* L.

Les *Galium cruciata* et *verum* étaient employés contre l'épilepsie et le crachement de sang.

VALÉRIANÉES.

* *Valeriana Phu* L. — *Val. tuberosa* L. — *Val. dioica* L.

Le *Valeriana Phu*, le plus employé de tous, était cultivé dans les jardins. Le *V. officinalis* des Cévennes n'est pas mentionné par Lobel; le *Valeriana tuberosa* des montagnes du Vigan est désigné sous le nom de *Nardus montana.*

Dipsacées.

* *Dipsacus Fullonum* Mill. — *Scabiosa Columbaria* L. — *Sc. succisa* L.

Les Scabieuses étaient jadis employées contre presque toutes les maladies, même les plus graves, contre les charbons et les bubons de la peste. La plus renommée était la grande Scabieuse, le *Scabiosa arvensis*; mais les pharmaciens de Montpellier employaient de préférence le *Scabiosa Columbaria* qu'ils avaient plus facilement sous la main.

Les chardons à foulon étaient cultivés pour les besoins de l'industrie.

Synanthérées.

Eupatorium cannabinum L. — *Petasites officinalis* Mœnch. — *Tussilago Farfara* L. — *Solidago Virga aurea* L. — *Aster acris* L. — *Bellis perennis* L. — *Arnica montana* L. — *Senecio vulgaris* L. — *S. Doria* L. — *S. sarracenicus* L. — *Artemisia vulgaris* L. — *Art. campestris* L. — * *Art. Dracunculus* L. — *Tanacetum vulgare* L. — * *Santolina chamæcyparissus* L. — *Achillea millefolium* L. — *A. tomentosa* L. — *A. Ageratum* L. — *Inula Helenium* L. — *In. conyza* DC. — *Erigeron viscosum* L. — *Cupularia graveolens* God. et Gren. — *Helichrysum Stœchas* L. — *Antennaria dioica* Gœrtn. — *Filago germanica* L. — *Athanasia maritima* L. — *Calendula arvensis* L. — * *C. officinalis* L.[1].

Sylibum marianum Gœrtn. — *Cynara Cardunculus* L. — * *Carthamus tinctorius* L. — *Centaurea amara* L. — *C. Cyanus* L. — *C. calcitrapa* L. — *C. solstitialis* L. — *Cnicus benedictus* L. — *Serratula tinctoria* L. — *Lappa minor* DC. — *Lappa tomentosa* Gœrtn. — *Xeranthemum inapertum* Willd.

Cichorium Intybus L. — * *C. Indivia* L. — *Lampsana communis* L. — *Scorzonera hispanica* L. — *Tragopogon pratensis* L. — *T. australis* Jord. — *Taraxacum officinale* Vill. — *Lactuca Scariola* L. — * *L. sativa* L. — * *L. virosa* L. — *Sonchus oleraceus* L. — *S. asper* Vill. — *S. arvensis* L. — *Hieracium Pilosella* L. — *Scolymus hispanicus* L.

Nous signalerons en premier lieu, dans le groupe des Corymbifères, le nombre considérable de plantes employées au XVIe siècle comme vulnéraires ou simplement astringentes : les *Achillea Millefolium* et *A. tomentosa*, désignées par Lobel sous le nom de *Militares (flore albo, rubro et luteo)* parce qu'elles servaient à cicatriser les blessures; les Paquerettes (*Bellis perennis*), surtout celles que la culture avait fait doubler et qu'on appelait *Consolidæ minores;* le *Senecio Sarraceni-*

---

[1] Lobel nous paraît ne pas distinguer les deux espèces de Souci (*C. arvensis* et *C. officinalis*) auxquelles il applique le nom de *Caltha poetarum.* Ce qu'il dit de la plante sauvage, fructifiant en abondance dans les champs de Montpellier, se rapporte au *C. arvensis*. La plante à fleurs ornementales, cultivée dans tous les jardins, celle que Virgile désigne sous le nom de *Caltha*, est évidemment le *Calendula officinalis*.

cus, alors connu sous le nom de *Solidago sarracenica* [1]; le *Senecio Doria*, employé surtout par les guérisseurs de plaies, l'*Athanasia maritima*, le *Filago Germanica*, l'*Antennaria dioica*, l'*Helychrysum Stœchas*, l'*Eupatorium cannabinum*, toutes plus ou moins astringentes, employées surtout à l'intérieur; enfin le *Senecio vulgaris*, émollient et légèrement astringent, produisant un excellent effet sur les inflammations de la peau.

La Camomille des Allemands (*Matricaria Chamomilla*) remplaçait déjà l'*Anthemis nobilis* (*C. romaine*) dans les localités où manquait cette espèce; la Tanaisie était surtout employée contre les vers de la même façon que notre Semen contra. Le *Tussilago Farfara* (Βηχιον) des Grecs, *Tussilago* des Romains) étaient, comme les noms l'indiquent, une des plantes béchiques par excellence; les médecins allemands employaient le *Petasites officinalis* contre les maladies pestilentielles. L'*Anthemis Cotula* et l'*A. maritima* étaient recommandées dans l'École de Montpellier contre les éléphantiasis.

L'*Arnica montana*, comparé par Rondelet au Nard celtique, lui avait servi avec le *Meum athamanticum* à guérir d'une dysurie un moine de l'abbaye de Bonheur, dans les Cévennes : ce n'était pas encore le *Panacœa lapsorum*, qui est devenu depuis si populaire. L'odeur très-prononcée des *Calendula* explique leur emploi chez les jeunes filles chlorotiques et nerveuses; ils servaient aussi, soit pour arrêter un flux menstruel trop abondant, soit pour en provoquer l'apparition.

Le *Cupularia graveolens (Erigeron viscosum* L.) était un véritable insecticide préféré à l'*Inula Conyza* (*Baccharis* de Lobel).

On cultivait fréquemment l'*Estragon* comme condiment, et on plantait, comme aujourd'hui, dans bien des jardins la Garde-robe (*Santolina Chamœcyparissus*), qui se trouvait aux environs de Nîmes, où on peut encore la recueillir.

La tribu des Carduacées fournissait à la médecine ou à l'économie domestique : le *Chardon Marie*, dont on mangeait en Italie les racines confites dans le vinaigre, et dont les matrones recommandaient l'usage pour provoquer une abondante sécrétion de lait; le *Cynara Cardunculus* (*la Cardouneta* de nos environs) dont les fleurs servaient à cailler le lait, et dont les tiges, les côtes et les capitules jeunes devenaient par la culture un mets délicat; des Centaurées fébrifuges; les *Lappa minor* et *L. tomentosa* à racines diurétiques et excitantes, confites d'ordinaire dans le sucre; la *Serratula tinctoria*, vulnéraire et dé-

---

[1] Le nom de *Solidago* indique assez par sa racine *solidare* des propriétés cicatrisantes : quant à l'épithète *sarracenica*, des Sarrasins, elle vient de ce que les Turcs et les Sarrasins avaient une grande réputation pour la guérison des plaies.

tersive; la *Chausse-trappe*, diurétique et anti-calculeuse; le *Centaurea solstitialis* (*Spina solstitialis* de Lobel), qu'on mettait dans les bains contre les maladies de la peau. L'eau distillée de cette dernière espèce était recommandée contre les granulations et les éruptions scrophuleuses de la gorge. Des empiriques, contre lesquels Lobel s'élève avec indignation, usaient des capitules à fortes épines de cette espèce, pour produire par la percussion de petites blessures sur les jambes infiltrées des hydropiques, et en faire suinter la sérosité.

Le Safran bâtard (*Carthamus tinctorius*), était principalement cultivé à Marsillargues, mais ses propriétés purgatives étaient bien moins énergiques que celles du Carthame venant d'Orient.

Dans le groupe des Chicoracées, distinguons parmi les plantes alimentaires et cultivées à ce titre : la Laitue et ses variétés, *laitue pommée* et *laitue romaine*, l'endive et la chicorée; le *Lactuca scariola* introduit de la campagne dans les jardins ; — parmi les plantes sauvages : le *Lampsana communis* servant de légume dans les temps de disette, mangée autrefois par les soldats de J. César, faute de meilleurs aliments; le *Scolymus hispanicus* (Scolymos de Théoph.), dont les racines étaient déjà mangées crues ou cuites avec de la viande, comme elles le sont encore aujourd'hui sous le nom de *Cardousses*.

Les plantes plus particulièrement médicinales étaient : le *Taraxacum officinale*, déjà nommé *Pissenlit* (*Urinaria*), à cause de ses propriétés diurétiques, et dont le suc lactescent préparait au sommeil; le *Lactuca virosa* dont le suc plus actif était bien connu de Lobel, qui pouvait à peine en supporter l'odeur vireuse comme celle de l'opium ; les *Sonchus* employés dans les inflammations d'estomac et les empâtements du foie ; l'*Hieracium Pilosella* connu pour ses propriétés astringentes et anticalculeuses.

Ambrosiacées.

Xanthium strumarium L.

Cette plante est le Xanthium de Dioscoride, ainsi nommé parce que ses fruits pouvaient servir à teindre la laine en jaune. On l'appelait encore petite Bardane (*Lappa minor officinarum*), ou *Strumaria*, parce qu'on l'employait contre les engorgements scrophuleux.

Campanulacées.

Campanula Rapunculus L.

Cueilli dans la campagne, et cultivé quelquefois dans les jardins pour ses racines qu'on mangeait en salade. On les mêle encore de nos jours aux herbes de campagne sous le nom de *Repounchous*.

Vacciniées.

Vaccinium Myrtillus L.

Les fruits de cette espèce, qui ne vient que dans les parties montagneuses de la région (*Sevenæ inaccessis*), étaient mangés fréquemment et employés comme astringents.

Éricinées.

Arbutus Unedo.

L'*Arbutus Unedo* portait déjà le nom d'*Arboux*.

Primulacées.

Primula officinalis Jacq. — *Cyclamen repandum* Sibth. et Smith. — *Lysimachia vulgaris* L. — *Lys. nummularia* L. — *Coris monspeliensis* L. — *Anagallis arvensis* L.

Parmi les trois espèces de Primevères du primptemps, parfaitement distinguées et figurées par Lobel, le *Pr. officinalis* était donné comme cordiale et vulnéraire. Le *Cyclamen repandum* n'était pas suffisamment séparé du *C. hederæfolium* de Suisse et d'Italie : ses tubercules étaient fréquemment employés contre les maladies syphilitiques (*adversusluem hispanicam*). On recherchait dans les officines les deux espèces de Lysimachia pour des gargarismes astringents : le *L. Nummularia* était en outre préconisé par le peuple contre les maux les plus divers : de là son nom d'Herbe aux cent maux (*Centimorbia*).

Oléacées.

Fraxinus excelsior L. — *Olea europæa* L.

L'olivier était cultivé en abondance dans nos champs. Lobel cite à chaque instant les *olivettes* (*oliveta*) de Montpellier ; ces arbres y donnaient leur fruit, l'huile qu'on en retire, et de plus la manne découlant parfois de leurs branches, décrite dans les *Adversaria* sous le nom d'OEleomel.

Le Frêne avait des proporiétés très-variées. Lobel en avait vu guérir les maladies de la rate, du rein et la syphilis. La décoction des feuilles, de la semence et de l'écorce était employée contre la surdité. C'est sur cette espèce que viennent les cantharides. Elles y naissent, vivent et meurent, dit Lobel. On sait surtout aujourd'hui qu'elles y vivent, mais on ne connaît ni l'endroit d'où elles viennent, ni celui où elles se retirent pour pondre.

Jasminées.

Jasminum fruticans. L.

Les professeurs de Montpellier, Rondelet, d'Assas et l'évêque Pélissier, voyaient dans cette espèce le vrai *Polemonium* de Dioscoride. C'est pour cela que Lobel l'appelle *Polemonium monspeliensium*.

Apocynées.

Vinca minor L. — *V. major* L. — *Nerium oleander* L.

Les pervenches étaient utilisées comme médicament externe pour leurs vertus astringentes et vulnéraires. Rondelet se servait de la grande pervenche pour arrêter les flueurs blanches, et Lobel attribue des propriétés semblables au *Vinca minor.*

On cultivait comme plante d'ornement le *Laurus rosea,* ou *Nerion Oleander*, qu'on nommait alors *Rosage.*

Asclépiadées.

Cynanchum acutum L., var , *Monspeliaca; C. officinale* Mœnch. ; C. *nigrum* Mœnch.

Ces deux dernières espèces avaient été parfaitement distinguées par Lobel, qui les figure et en donne les caractères. Elles jouissaient d'une ancienne réputation contre les poisons et les ulcères.

Le *Cynanchum monspeliacum* donnait la scammonée de Montpellier. C'était le suc de la plante concrété par la coction, qu'on employait à des doses plus fortes que la vraie scammonée, pour en obtenir un effet moindre.

Gentianées.

Erythræa Centaurium Pers. — *Gentiana lutea* L. — *Chlora perfoliata* L.

La petite centaurée était pour les anciens une espèce de panacée contre toutes les maladies. Lobel mentionne surtout ses propriétés amères, comme pour la gentiane, dont il met en relief les propriétés toniques et excitantes. On croyait même cette dernière espèce excellente contre le venin des animaux. Sa racine, mise dans le vin, était réputée comme redonnant de la force aux voyageurs fatigués par une longue course. Lobel, jeune encore et probablement inexpérimenté, essaya un jour de ce breuvage; mais il prit du *Veratrum album* pour de la gentiane, et faillit en mourir. De là sa recommandation expresse de ne pas confondre deux espèces qui croissent presque toujours à côté l'une de l'autre, et dont les jeunes exemplaires ont à peu près la même apparence. Les *Adversaria* mentionnent également comme plante amère le *Chlora perfoliata* (propre *Rondeletii et Assatii prœdia*); mais ils la donnent comme encore inusitée.

Convolvulacées.

Convolvulus sepium L. — *C. Soldanella* L. — *Cuscuta europœa* L. — *C. epithymum* Murr. — *C. monogyna* Vahl.

Le *Convolvulus Soldanella*, appelé *Chou marin*, parce qu'il croît particulièrement sur les dunes de la région, donnait un suc purgatif fort employé contre l'hydropisie; les autres *Convolvulus* n'étaient guère en usage, sinon une variété à tige lactescente de *C. sepium*, observée par

Lobel dans les vignes de muscat de Frontignan et dans les haies et moissons rapprochées du rivage dans cette localité. C'est l'*Helxine cissampelos* de Lobel, dont les pharmaciens se servaient quelquefois pour falsifier la scammonée de Montpellier. Ils remplaçaient dans ce cas le suc du *Cynanchum* par celui de la racine du Convolvulus mêlé au lait d'*Euphorbia paralias* et à de la colophane.

Les Cuscutes, que nous avons mentionnées, ne sont pas distinguées comme espèces par Lobel; mais il est facile de voir qu'il les avait toutes observées, par les plantes sur lesquelles il les indique. Il signale en particulier celle de la vigne comme faisant des ravages dans les vignobles du Midi. Toutes ces espèces étaient purgatives, mais on pensait, probablement avec quelque raison, qu'elles prenaient des propriétés un peu différentes suivant les plantes qui leur servaient de nourrice. On estimait particulièrement celles qui croissaient sur le lin comme moins âcres, et on attribuait des propriétés diurétiques à celles qu'on recueillait sur l'ortie.

BORRAGINÉES.

Borrago officinalis L. — *Symphytum officinale* L. — *S. tuberosum* L. — *Anchusa italica* Retz. — *Alkanna tinctoria* Tausch. — *Onosma echioides* L. — *Lithospermum officinale* L. — * *Pulmonaria officinalis* L. — *Heliotropium officinale* L. — * *Cordia mixa* L.

Les racines de plusieurs borraginées étaient employées dans la teinture : les pharmaciens de Montpellier et de Lyon recherchaient pour colorer certains médicaments l'*Alkanna tinctoria* de nos sables. L'*Onosma echioides* donnait une couleur jaune très-délicate.

Les plantes béchiques étaient aussi utilisées : la bourrache et la buglosse (*Anchusa italica*) venaient à l'envi dans les jardins, au point de les envahir (*importuna fecunditate*) ; la *Pulmonaire* y était introduite par les bonnes femmes, qui l'administraient dans les maladies de la poitrine. Les *Symphytum* donnaient aussi un suc mucilagineux réputé vulnéraire, d'où leur nom de *Consolida major*. Quant à l'héliotrope d'Europe, si commun dans nos champs, on l'appliquait sur les tumeurs scrophuleuses et les ulcères de mauvaise nature.

Le *Cordia mixa* donnait à la pharmacie ses fruits mucilagineux connus sous le nom de *Sébestes*. On avait essayé de cultiver sous notre ciel cette espèce déjà répandue en Italie. Un des amis de Lobel en fit venir dans son jardin à *Marsillargues*, mais elle fut négligé et finit par disparaître, après avoir formé un arbuste à feuilles plus larges que celles du prunier.

Solanées.

Lycium mediterraneum Dun. — *Solanum nigrum* L. — *S. Dulcamara* L. — * *S. Melongena* L. — * *Lycopersicum esculentum* Dun. — * *Capsicum annuum* L. — *Atropa Belladona* L. — * *At. Mandragora* L. — *Hyoscyamus albus* L. — * *Nicotiana Tabacum* L.— * *N. rustica* L.

Les propriétés vireuses des solanées ont été de bonne heure observées. Lobel rapporte plusieurs cas d'empoisonnements par la belladone, et signale le délire produit par la jusquiame, délire qui dans quelques circonstances a pris la forme de la gaîté. C'est cette espèce de démence, rappelant celle des pythonisses, qui a fait donner à la plante le nom d'*Apollinaris herba*. On avait déjà utilisé des espèces aussi actives. On se servait de la jusquiame comme calmante, en application sur les tumeurs et les ulcères douloureux : on retirait de la graine une huile employée contre les maux de dents. Mais on usait avec prudence de ces médicaments : on se méfiait surtout de la jusquiame noire ; la jusquiame blanche était réputée d'un usage plus sûr et plus doux (*mitior et tutior multo hujus usus*). Des charlatans empiriques se servaient d'une espèce de remède secret sous le nom d'huile de jusquiame ; ils l'obtenaient en contusant la plante, la laissant fermenter dans un vase percé de trous inférieurement, et recueillant le liquide qui s'en écoulait. La belladone était également redoutée, et on en laissait l'usage aux empiriques, qui en abusaient souvent pour tromper la foule. En Italie, par exemple, ils la faisaient passer pour un spécifique contre la soif; et, en effet, ils administraient à des gens altérés une conserve de roses contenant de la racine de belladone. Ce remède les calmait un moment, en *stupéfiant*, dit Lobel, les nerfs de la gorge ; mais bientôt après ils étaient obligés de combattre les effets du poison par le vinaigre, le vin d'absinthe ou la thériaque.

Le tabac commençait à se répandre, et Lobel cite les beaux échantillons de cette espèce croissant en Languedoc. On fumait déjà la plante dans des pipes de feuilles de palmier. Lobel avait lui-même essayé de cette coutume, qui commençait à se répandre, et il décrit tous les symptômes qui en résultent, depuis la salivation abondante qu'elle provoque tout d'abord, jusqu'à l'ivresse qui en est la dernière conséquence. Du reste, le *Nicotiana Tabacum* avait une immense réputation contre les ulcères, les blessures, les maladies de la poitrine. C'était contre ces maladies le remède le plus efficace qu'eût fourni le Nouveau Monde ; aussi l'appelait-on l'herbe Sainte (*Herba sancta*).

La particularité qu'offre le *Solanum Dulcamara*, dont le goût d'abord amer est bientôt suivi d'une saveur sucrée, avait frappé les esprits et faisait attribuer des vertus merveilleuses à cette espèce. C'était une vraie magicienne, une *Circée*. Les médecins, moins superstitieux que le vulgaire, avaient su reconnaître ses propriétés dépuratives et l'employaient à ce titre dans des cas très-variés.

Les Solanées cultivées dans les jardins étaient déjà assez nombreuses. On s'était longtemps méfié de l'aubergine, à cause de sa ressemblance générale avec la mandragore, quelques auteurs la prenaient même pour la mandragore mâle; mais, au temps de Lobel, cette erreur disparaissait et les gourmets faisaient leur régal de ses fruits. La tomate ou pomme d'amour (***Poma amoris*** de Lobel) avait excité les mêmes appréhensions. Les fruits étaient mangés en Italie, mais ils étaient encore suspects dans bien des localités, et leur suc n'était employé qu'en pharmacie, comme calmant et narcotique. Une autre espèce faisait son apparition dans les jardins: c'était le ***Capsicum annum***, les poivrons, venus des Indes, qu'on commençait à fort apprécier comme condiment.

VERBASCÉES.

Verbascum Thapsus L.— *V. sinuatum* L. — *V. Blattaria* L.

On attribuait aux ***Verbascum*** des propriétés assez énergiques contre les venins des serpents, et la tradition rapportait que les belettes combattant contre ces reptiles, revenaient plus courageuses à l'attaque, après avoir mangé les feuilles de ces espèces. Lobel met ces vertus en doute; mais il regarde ces espèces, et le ***Blattaria*** en particulier, comme résolvant les empâtements du mésentère et de l'intestin.

SCROPHULARINÉES.

Scrophularia nodosa L.— *S. aquatica* L. — *S. canina*. L. — *Antirrhinum majus* L.— *Ant. Asarina* L.— *Linaria spuria* Mill.— *Gratiola officinalis* L.—*Veronica Beccabunga* L.— *Rhinanthus minor* Ehrh.— *Pedicularis sylvatica* L.— *Melampyrum arvense* L.

Les Scrophularinées étaient la plupart rangées dans le groupe des plantes antistrumeuses. Les ***Scrophularia nodosa*** et ***aquatica***, en première ligne; puis venait la ***Véronique officinale***, employée contre des ulcères et les plaies, et le ***Linaria spuria***, dont on racontait des merveilles. Lobel cite en particulier le cas d'un malade dont le nez était si maltraité par une affection scrophuleuse, que les médecins n'avaient rien vu de mieux que d'en faire l'ablation. Les chirurgiens se préparaient à opérer, lorsqu'un barbier proposa un remède qui guérirait le malade sans moyens violents. Il administra la Linaire, et délivra le patient de tous ses maux.

L'euphraise avait des propriétés analogues, mais on l'appliquait particulièrement aux maladies des yeux, d'où son nom latin ***ocularis***, et ses dénominations anglaise et allemande signifiant · ***consolation des yeux***, ***lumière des yeux***. Lobel recommandait d'employer la poudre en topique, et de ne point prescrire à l'intérieur, comme on le faisait souvent, un certain vin, où on faisait digérer une grande quantité de la plante. Un de ses amis, ayant voulu suivre cette prescription pour un léger larmoiement des yeux, vit la fluxion considérablement augmenter sous l'action du remède, et faillit perdre la vue. On attribuait, à tort suivant Lobel, au *Rhinanthus minor* les propriétés de la *Sclarée*, une labiée dont les graines étaient aussi employées contre les ophthalmies.

Parmi les scrophularinées, citons encore le *Veronica Beccabunga*, antiscorbustique comme le cresson, et mangé en salade de la même manière ; l'*Antirrhinum Asarina*, réputé drastique; le *Gratiola officinalis*, drastique et vomitive, le *Melampyrum arvense*, aux graines duquel on attribuait des vertus aphrodisiaques, mises en doute par Lobel ; le *Pedicularis sylvatica*, encore inusité, mais dont on connaissait les propriétés nuisibles, qui le faisaient redouter dans les pâturages.

La Digitale, cette plante si précieuse de nos jours, n'était guère employée qu'en applications sur les plaies. Des paysans anglais, dans le comté de Sommerset, s'en servaient cependant à l'intérieur contre les fièvres, en provoquant des vomissements et des selles abondantes.

Labiées.

Lavandula Stœchas L.—*L. latifolia* Will.—*L. Spica* L.—* *Ocymum Basilicum* L. — *Menta rotundifolia* L. — *M. sylvestris* L. — * *M. viridis* L. — *M. aquatica* L. — * *M. gentilis* L. — *M. Pulegium* L. — *Preslia cervina* Fresen. — *Origanum vulgare* L. — * *Or. Marjorana* L. — *Thymus vulgaris* L. — *Th. Serpyllum* L. — *Hissopus officinalis* L. — * *Saturcia hortensis?* L. — * *S. montana* L. —*Calamintha grandiflora* Mœnch. — *C. officinalis* Mœnch. — *C. nepeta* Link. et Hoffm. — *C. Acynos* Clairv. — * *Melissa officinalis* L. — *Rosmarinus officinalis* L. — *Salvia officinalis* L.— *S. sclarea* L.— * *S. æthiopis* L. — *S. glutinosa* L. —*S. pratensis* L. — *Nepeta Cataria* L. —*Glechoma hederacea* L. — *Lamium purpureum* L. — *L. album* Lam.—*Galeobdolon luteum* Crantz.—*Leonurus Cardiaca* L.—*Stachys recta* L. —*Betonica officinalis* L.— * *Mollucella lævis* L. — * *M. spinosa* L.— * *Ballota fœtida* L.— *Phlomis Lychnitis* L. — *Ph. Herba venti* L. —*Marrubium vulgare* L. —*Mellitis melissophyllum* L. — *Brunella vulgaris* Mœnch., var., *genuina*, God., et *pinnatifida* God. — * *Dracocephalum moldavicum* L. — *Ajuga reptans* L. — *Aj. chamæpytis* Schreb. —*Aj. Iva* Schreb.— *Teucrium Botrys* L.— *T. scordium* L. —*T. Chamædrys* L.

La longue liste de Labiées que nous venons de donner n'étonnera aucun de ceux qui savent combien sont nombreuses dans notre région les espèces de cette famille, et combien elles peuvent être utilisées. Aromatiques, stimulantes, emménagogues, carminatives, antispasmodiques : telles sont les épithètes que nous aurions à répéter pour le plus grand nombre, si nous voulions les passer successivement en revue. Nous nous bornerons à signaler ici celles qui présentaient quelque particularité.

Les *Salvia* étaient le plus en renom : leur nom seul indiquait le cas qu'on en faisait, ainsi que l'adage bien connu de l'école de Salerne : *Cur moriatur homo, cui salvia crescit in horto.* Cette réputation s'expliquait en partie par l'habitude qu'on avait d'appliquer cette plante sur les parties menacées de gangrène pour les rappeler à la vie. Le *Salvia Sclarea* ou l'*Orvalle* avait des vertus aussi merveilleuses contre les ophthalmies : une graine de cette espèce placée entre la paupière et le globe de l'œil nettoyait au bout de quelques instants les yeux les plus châssieux.

Quelques espèces étaient particulièrement consacrées à panser les plaies et les ulcères : la *Bugle* et le *Stachys recta,* appelés par Lobel *Sideritis sive ferruminatrix* ; d'autres étaient particulièrement affectées aux ulcères de mauvaise nature : les *Lamium album* et *L. purpureum.* Le *Calamintha grandiflora* entrait dans la thériaque, et on attachait alors une grande importance à le distinguer de la *Cataire,* que des pharmaciens ignorants ou peu consciencieux donnaient à sa place. Le *Scordium* des anciens, entrant dans le célèbre électuaire *Diascordium,* avait été trouvé par l'évêque G. Pélissier sur les bords de la Méditerranée; c'était le *Teucrium Scordium,* qu'il avait reconnu, avec Rondelet, à son odeur d'ail caractéristique.

Le principe amer de certaines Labiées était utilisé dans les embarras du tube intestinal : le Lierre terrestre servait dans ce cas, et aussi contre les douleurs des articulations. Quant à la bétoine, on l'employait comme diurétique. Lobel avait fait faire en Angleterre des fromages contenant le suc de la plante, excellents contre les affections des reins.

On cultivait dans les jardins: la *Mélisse*; les *Molucella lœvis* et *M. Spinosa,* dont Lobel avait apporté les graines à Montpellier et qu'on nommait cardiaques, à cause de leurs propriétés; le *Basilic* et le *Dracocephalum Moldavica* encore répandu dans les jardins des Cévennes, où l'on en faisait une liqueur cordiale, connue sous le nom caractéristique de *Mortanvia*[1].

ACANTHACÉES.

Acanthus mollis L.

Subspontanée au XVIe siècle à la porte du *Pila Saint-Gély,* où les pharmaciens allaient la cueillir pour leurs préparations émollientes, cette espèce était d'ailleurs cultivée dans les jardins.

VERBÉNACÉES.

Verbena officinalis L. — * *Vitex agnus castus* L.

Peu de plantes ont eu une réputation plus grande que l'*Herbe sacrée* ou *Verveine officinale.* On en faisait des amulettes contre les maladies scrofuleuses, des couronnes pour calmer les douleurs de tête ; il était peu de maladies contre lesquelles elle n'eût de propriétés mystérieuses; les amants croyaient même y trouver les moyens d'écarter les obstacles qui les tenaient éloignés l'un de l'autre. De nos jours encore, des em-

---

[1] Le mot (*mort en vie*) est évidemment une altération de *Moldavica,* mais il n'en est pas moins expressif.

piriques se servent probablement de cette plante pour en faire des cataplasmes qui, posés sur une partie du corps, se colorent en rouge ou en violet, et ils ne manquent point de persuader à leurs dupes qu'ils ont ainsi retiré de leur corps le ***mauvais sang***, qui faisait tout le mal. Lobel réduit à leur véritable valeur toutes ces exagérations et attribue tout au plus à la verveine les propriétés de l'euphraise, de la bétoine ou du romarin. Il s'élève aussi contre l'idée étrange qu'on avait alors du ***Vitex Agnus-castus***, cultivé dans les monastères pour ses propriétés anti-aphrodisiaques, et fait observer qu'une pareille espèce doit être au contraire un véritable stimulant.

Plantaginées.

Plantago major L. — *Pl. Coronopus* L.— *Pl. lanceolata* L.— *Pl. Psyllium* L. — *Pl. cynops* L.

Les Plantains étaient employés, surtout le ***Plantago lanceolata***, comme légèrement astringents : on en faisait déjà une eau distillée ayant des propriétés semblables. Les ***Pl. psyllium*** et ***Pl. cynops*** donnaient des graines émollientes, dont le mucilage lubréfiait les voies intestinales et préparait la sortie de la bile.

Plumbaginées.

Statice Limonium Dess. — *Plumbago europœa* L.

Le ***Statice Limonium*** était vendu aux pharmaciens sous le nom de ***Behen rouge***. Quant au ***Plumbago europœa***, c'était le ***Dentelaria*** de Rondelet, ainsi nommé à cause de l'emploi contre les maux de dents de sa racine, âcre comme celle de pyrèthre.

Globulariées.

Globularia Alypum.

Cette plante, purgatif très-doux et très-sûr, était jadis redoutée comme un drastique violent ; aussi Lobel la désigne-t-il sous le nom de ***Herba terribilis montis ceti.***

Salsolacées.

* *Atriplex hortensis* L. — *Obione portulacoides* Moq. — * *Spinacia oleracea* L. — * *Beta vulgaris* L., var. *cycla* et var. *rapacea*. — *Chenopodium Botrys* L. — *Ch. rubrum* L. — *Ch. bonus-henricus* L. — *Camphorosma monspeliaca* L. — *Salicornia herbacea* L. — *Suœda maritima* Dumort. — *Salsola Soda* L.

L'arroche, les épinards et les bettes étaient cultivés dans tous les jardins. La betterave proprement dite, à la racine rouge et turbinée, était rare ; la bette était plus commune et les pharmaciens faisaient avec ses feuilles un suc laxatif. L'***Obione portulacoides***, le vrai ***Crithmum*** des anciens, était employé comme condiment ; le ***Camphorosma monspeliaca*** n'avait aucun usage bien déterminé ; les ***Salsola*** et les ***Salicor*** donnaient par la combustion une soude utilisée par l'industrie pour la fabrication du verre et par la médecine comme caustique.

Quant aux *Chenopodium*, ils avaient des usages très-variés. On commençait à employer comme cardiaques le *Ch. Botrys* du groupe des *Chenopodium* aromatiques ; le *Chenopodium maritimum* était rangé parmi les soudes et donnait le même produit.

Polygonées.

**Rumex Patientia* L. — *R. Friesii* God. et Gm. — *R. conglomeratus* Murr. — *R. Hydrolapathum* Huds. — **R. scutatus* L. — **R. acetosa* L. — *R. acetosella* L. —*Polygonum Bistorta* L. — *P. amphibium* L. — *P. lapathifolium* L. — *P. Persicaria* L. — *P. aviculare* L.

Les Patiences étaient employées au XVIe siècle à peu près comme de nos jours : le *Rumex Patientia*, la plante cultivée dans tous les jardins à cause de ses propriétés, portait le nom vulgaire de *Rhubarbe des moines*. Le *R. Hydrolapathum* n'était réellement pas en usage ; mais quelques pharmaciens le donnaient et le vendaient comme *Behen rouge*.

La Bistorte était cultivée dans les jardins, à cause de ses propriétés astringentes. On lui attribuait le pouvoir de combattre les ulcérations de la voûte palatine et les polypes fongueux des narines. Le *P. Lapathifolium* (*Persicaria hydropiper* de Lobel) était la base de l'*Oleum hydropiperis*, qu'on employait contre les ulcères et contre les douleurs rhumatismales et goutteuses des articulations.

Recipe succorum Hydropiperis Levistici vulgaris et Pastriæ bursæ an q. s. quinque veruecum nigrorum capita, et ranas quindecim. Ebulliant in balneo in lib. quatuor olei ad ossium dissolutionem, et tranfusa ad usum reponuntur.

Thymélées.

Daphne Laureola L. — *Daphne gnidium* L.

Le *Daphne Gnidium* était connu de toute antiquité pour ses fruits purgatifs connus sous le nom de *Grains de Gnide*. Il ne paraît pas cependant qu'on se soit servi de son écorce comme vésicante avant le XVIIe siècle. Lobel ni Clusius ne mentionnent cet usage dans leur article assez étendu sur cette espèce. Magnol est le premier des auteurs de Montpellier qui fasse allusion à ces propriétés dans la phrase suivante : « *Radicis cortice utuntur plurimi ad humores serosos ex auribus perforatis attrahendos.* » Le premier aussi il signale l'emploi du *trentanel* (nom patois de l'espèce) comme plante tinctoriale : *Utuntur tinctores thymelœa ad luteum colorem conciliandum, et, additis alumine glastoque, viridem colorem producunt.*

Le *Daphne Laureola* était surtout employé au XVIe siècle dans la médecine vétérinaire.

Santalacées.

Osyris alba L.

Cette espèce, si commune dans nos haies, avait été nommé *Cassia* par Rondelet et l'évêque Pélissier. Lobel l'appelle *Cassia poetica Mons-*

peliensium. De là la confusion que faisaient quelques pharmaciens, la donnant à la place du vrai *Cassia* des anciens, ou écorce de *Cinnamomum*.

CYTINÉES.

Cytinus hypocistis L.

On a distingué deux formes différentes du *Cytinus hypocystis*, que Clusius avait déjà bien représentées, et qui toutes deux se trouvent aux environs de Montpellier. L'une, connue de tout temps et par tous les botanistes, est parasite sur les *Cistus Monspeliensis* du bois de Doscare; l'autre, plus élégante, qu'on a nommée *Kermesinus*, à cause de la belle couleur de ses jeunes fleurs, a été découverte à Mireval par M. Barrandon, sur le *Cistus albidus*. Clusius l'avait déjà indiquée sur la montagne de Cette, qui forme l'extrémité de la chaîne de la Gardiole, où l'on a retrouvé la plante. Les deux formes donnaient également le suc hypociste, produit astringent fort employé jadis dans les flux de ventre, et qui est de nos jours à peu près abandonné.

ARISTOLOCHIÉES.

Aristolochia Clematitis L.— *A. Pistolochia* L.— *A. rotunda* L. — *A. longa* L.

L'École de Montpellier avait au XVIe siècle parfaitement distingué ces quatre espèces d'Aristoloches, toutes emménagogues, mais à des degrés divers. Celle que Rondelet mettait en première ligne pour ses vertus et l'odeur aromatique de sa racine était l'*A. Pistolochia*, dont Lobel, d'après ses observations, vante l'efficacité dans les cas d'accouchements difficiles et même pour l'expulsion du fœtus mort dans la matrice. Cette espèce, dont Discoride ne fait pas mention, serait préférable à l'*A. longa* et *A. rotunda*, comme ingrédient de la thériaque. Quant à l'*A. clematis*, qui infeste nos vignes, elle est moins recommandable que les trois autres. Sa racine est moins aromatique et moins active.

EUPHORBIACÉES.

Euphorbia Chamæsice L — *E. peplis* L. — *E. helioscopia* L. — *E. dulcis* L. — *E. Paralias* L. — *E. Esula* L. — *E. serrata* L. — *E. cyparissias* L.— *E. Peplus* L. — *E. amygdaloides* L. — *E. Characias* L.— **E. Lathyris* L.— *Mercurialis annua* L. — *Crozophora tinctoria* Juss. — **Ricinus communis* L.

Le suc âcre des Euphorbes paraît avoir été peu employé au XVIe siècle. Quelques espèces seulement étaient utilisées dans les officines; la petite Esule (*Esula minor officinarum* de Lobel; *E. Esula* L.) était conservée dans le vinaigre avant d'être employée en guise de Turbith, et portait le nom de Turbith noir d'Actuarius; l'écorce de *E. peplis* était d'abord mise dans le sel; l'*E. Lathyris* était cultivé dans tous les jardins pour ses graines purgatives.

La mercuriale était fort employée, de la même façon qu'aujourd'hui :

on mêlait trois livres de son suc avec une livre ou une livre et demie de miel ; c'était le *mel mercuriatum*. L'espèce était remplacée en Angleterre par le *Bon Henri*, que le peuple nommait aussi *Mercuriale*.

On connaît dans le pays, sous le nom de *Tournesol* ou de *Morelle*, une Euphorbiacée dont les habitants de Gallargues font chaque année la récolte, et dont ils extrayent un suc verdâtre qui, sous l'influence des vapeurs ammoniacales, prend une couleur vineuse. Les chiffons imbibés de cette liqueur forment le *tournesol en drapeaux*. Cette industrie remarquablement localisée date de loin ; elle existait au XVIe siècle dans les mêmes endroits. Le produit servait non-seulement à colorer certains médicaments, mais quelques médecins et chirurgiens en faisaient un remède merveilleux. Il ne paraît cependant être jamais passé complétement dans la pratique médicale.

Buxées.

Buxus sempervirens L.

Le Buis était quelquefois ordonné en guise de Gayac, comme sudorifique, aux gens pauvres, qui se laissaient moins rebuter par son mauvais goût. Lobel dit avoir ainsi guéri une femme anglaise du mal vénérien.

Morées.

**Morus alba* L. — **M. nigra* L. — *Ficus carica* L.

Les deux premières espèces cultivées pour la nourriture des vers à soie.

Celtidées.

Celtis australis L.

Le fruit du Micocoulier était regardé comme antidysentérique.

Urticées.

Urtica urens L. — *U. dioica* L. — *U. pilulifera* L. — *Parietaria diffusa* Mert. et Koch.

Lobel indique l'utilité qu'on pourrait retirer des fibres résistantes des Orties. Dans les Indes, à Goa et à Callicut, on employait alors ces espèces à la confection de cordes minces, flexibles, élégantes, mais de courte durée. En outre, les orties étaient employées comme médicaments. L'*Urtica pilulifera* (*Urtica Romana*, à cause de l'excellence de ses propriétés) donnait des graines recommandées par Rondelet aux asthmatiques comme détachant les mucosités et les expulsant très-doucement. Dans le nord, où cette espèce ne venait pas à l'état sauvage, on remplaçait ces graines par celles de l'*U. dioica*. La pariétaire était surtout employée en bains et en cataplasmes adoucissants.

Cannabinées.

'Cannabis sativa L. — *'Humulus Lupulus* L.

Le chanvre était une des plantes dont les propriétés étaient le plus variées. Le mâle (on appelait ainsi les pieds les plus vigoureux, ceux que nous nommons aujourd'hui femelles) donnait des graines oléagineuses, dont l'huile était employée dans l'économie domestique et en applications calmantes sur les tumeurs et les squirrhes. Macérées dans le lait, elles servaient à rétablir les menstrues. Les propriétés narcotiques et enivrantes de la plante étaient aussi connues et utilisées. Les racines des deux sexes étaient employées contre la goutte; les sucs des feuilles contre les vers intestinaux; enfin, on exploitait les tiges pour leurs fibres textiles: on avait remarqué que l'eau dans laquelle on les avait laissé macérer pour le rouissage était malfaisante et pouvait produire de graves accidents. Lobel rapporte le cas du marquis d'Artois, frère des Guises, qui mourut ainsi que sa femme et plusieurs gentilshommes qui l'accompagnaient, pour avoir bu d'une eau ainsi empoisonnée.

Le Houblon était déjà recherché pour la préparation de la bière: le peuple mangeait les jeunes pousses en guise d'asperges.

Juglandées.

Juglans regia L.

On mangeait les noix fraîches et confites dans le sucre. Lobel donne la manière de préparer ces dernières.

Cupulifères.

Fagus sylvatica L. — *Castanea vulgaris* Lam. — *Quercus robur* L. — *Q. Ilex* L. *Q. coccifera* L. — *Corylus avellana* L.

Le *Quercus coccifera* portait le Kermès, qu'on exploitait alors et qui formait une des branches du commerce de Montpellier.

Bétulinées.

Alnus glutinosa L.

L'écorce de l'*Aune* était employée dans la teinture.

Abiétinées.

Pinus halepensis L. — *P. pinea* L. — *P. pinaster* L.

Les fruits du *P. pinea* servaient déjà à faire des bonbons connus sous le nom de *Pignolats* (*Pignolatum*) et semblables à ceux qu'on fait encore sous le même nom à Montpellier.

Cupressinées.

Cupressus sempervirens L. — *Juniperus communis* L. — *J. Oxycedrus* L. — *J. phœnicea* L. — *J. Sabina* L.

Les Cyprès étaient déjà si répandus à Montpellier qu'on pouvait, au dire de J. Bauhin, regarder cette plante exotique comme presque naturalisée. La Sabine était cultivée particulièrement dans les jardins des couvents de femme; les autres Genévriers, croissant à l'état sauvage, le *J. phœnicea* à la montagne de Cette, les *J. communis* et *J. oxycedrus* partout dans les garrigues, donnaient à la pharmacie leurs fruits résineux et excitants. L'oxycèdre en particulier donnait, par la distillation de son bois, *l'huile de Cade*, insecticide très-employé et cicatrisant énergique. La résine des Genévriers était aussi utilisée par les peintres et les écrivains en guise de Sandaraque. Quelques médecins du XVIe siècle la substituaient au succin.

Gnétacées.

Ephedra distachya L.

Les fruits de cette espèce, répandue en abondance sur certains points de notre rivage, étaient appelés *raisins de mer* par les Montpelliérains. Lobel dit avoir mangé les fruits avec beaucoup de plaisir : ils étaient employés comme astringents et diurétiques.

MONOCOTYLÉDONES.

Alismacées.

Alisma Plantago L.

Les racines de l'*Alisma Plantago* étaient réputées diurétiques et employées contre la gravelle et les calculs urinaires.

Colchicacées.

Colchicum autumnale [1] L. — *Veratrum album* L.

Les bulbes de Colchique étaient vendus par certains pharmaciens comme *Hermodactes*. Ses vertus actives et vénéneuses l'avaient fait appeler *Tue chien* et *Strangulatorium*. Le *Veratrum album* portait déjà le nom de *Veraire*.

---

[1] Lobel parle d'une petite espèce de Colchique, trouvée par lui dans les prairies du pic de Saint-Loup, sur la route de Ganges, et qui est peut-être le *C. arenarium*, qu'on a signalé dans diverses localités du Gard. Je ne sache pas qu'on l'ait mentionnée dans l'endroit cité par Lobel.

Liliacées.

* *Lilium candidum* L. — * *Scilla maritima* L. — * *Allium schœnoprasum* L. — *A. ursinum* L. — *A. carinatum* L. — * *A. Porrum* L. — * *A. sativum* L. — * *A. Cepa* L. — *Asphodelus cerasiferus* Gay.

Parmi les Liliacées, un assez grand nombre étaient cultivées, soit simplement comme plantes ornementales (*Hemerocallis fulva* et *H. flava* que Lobel paraît avoir introduit dans les jardins de Montpellier), soit en même temps comme espèces médicinales et alimentaires. Le *Lis blanc* donnait ses bulbes et tous ses organes mucilagineux, maturatifs et adoucissants; l'Ognon, l'Ail, le Poireau et la Ciboule leurs bulbes employés comme condiments : l'Ognon jouissait en outre d'une réputation contre les maladies pestilentielles, et Lobel donne contre ces maladies une longue formule, où l'*Allium Cepa* entre comme un des éléments principaux. La *Scille maritime*, aux bulbes diurétiques, était aussi cultivée dans les jardins de Montpellier, et c'est même là que Lobel en avait vu les plus beaux échantillons.

Les deux espèces d'*Allium* sauvage que nous avons mentionnées étaient aussi employées en médecine à cause de leurs vertus réconfortantes: l'*Allium ursinum*, agissant dans le même sens que la thériaque; l'*A. carinatum* (*ampeloprasum* de Lobel) étant un stimulant très-prononcé. Les tubercules de l'*Asphodèle* n'étaient guère recherchés que pour la nourriture des porcs.

Smilacées.

Paris quadrifolia L. — *Polygonatum vulgare* Desf. — *P. multiflorum* All. — *P. verticillatum* All. — *Pancratium maritimum* L. — *Asparagus officinalis* L. — *As. scaber* Brogn. — *As. acutifolius* L. — *Smilax aspera* L.

Le *Paris quadrifolia* avait auprès de plusieurs médecins la réputation d'une plante vénéneuse. Lobel l'avait cependant toujours trouvé innocent ; il ressortirait même de ses expériences, qui paraissent concluantes, qu'elle a pu sauver des chiens empoisonnés par l'arsenic.

Sous le nom de *Sceau de Salomon*, Lobel figure le *Polygonatum multiflorum*, mais il n'est pas douteux qu'il ait connu le *P. vulgare*. L'eau distillée des fleurs de ces espèces était affectée à la toilette des dames, qui s'en lavaient le visage. Le *P. verticillatum* était plus employé dans les pharmacies d'alors ; on en confisait les racines comme ingrédient du Dyasatyrion, et on les assimilait au *Secacul* des Arabes.

Les *Asparagus* que nous indiquons étaient mangés à l'état de turions: on cultivait l'asperge officinale; l'*A. Scaber* (*amarus* DC.) était récolté sur les bords de la mer ; Lobel ne le distinguait pas spécifiquement de l'*officinale*, et attribuait au sel marin l'amertume de ses jeunes tiges.

Les racines étaient déjà employées comme diurétiques, et on leur substituait souvent dans les officines celles du *Fragon épineux* ou *Ruscus aculeatus.*

Beaucoup de médecins confondaient le *Smilax aspera* avec la vraie *Salsepareille*[1]. Lobel l'en distingue parfaitement, tout en indiquant la parenté de ces deux plantes. L'une et l'autre étaient du reste employées dans le même but, et Clusius cite un cas de guérison de syphilis par l'usage de notre Smilax.

DIOSCORÉES.

Tamus communis L.

Racine fort employée au XVIe siècle comme diurétique et emménagogue.

IRIDÉES.

Crocus vernus L. — *Iris germanica* L. — *I. pseudo-acorus* L. — *I. fœtidissima* L. — *I. spuria* L. — *Gladiolus communis* L.

Le *Crocus vernus* de l'Espérou est mentionné par Lobel, qui attribue à ses fleurs appliquées sur le pubis la propriété d'éliminer les urines et de diminuer considérablement les collections séreuses des hydropiques. Cette espèce était aussi regardée comme un insecticide plus puissant que le Crocus ordinaire (*Crocus sativus*).

J. Bauhin indique comme assez commune dans les haies de Montpellier la *Coutela* (Iris germanica), dont la racine odorante était réputée purgative. L'*Iris pseudo-acorus* donnait aussi une racine âcre, ne trahissant ses propriétés que par son arrière-goût. Lobel en rapprochait comme médicaments échauffants l'*Iris fœtidissima*, à odeur de punaise, et l'*I. spuria*. Les bulbes du Glayeul commun, à saveur également âcre, étaient d'un grand usage contre les tumeurs scrofuleuses.

AMARYLLIDÉES.

Narcissus pseudo-narcissus L. — *N. poeticus* L. — *N. tazelta* L. — *Pancratium maritimum* L.

Les Narcisses étaient employés contre les hernies et les maladies utérines. Le *Pancratium maritimum*, dont les belles fleurs ornent notre rivage de Cette à Aigues-Mortes, était recherché par les pharmaciens du temps de Rondelet ; on en faisait des trochisques remplaçant ceux de la Scille dans la confection de la thériaque. Ses bulbes étaient du reste connus comme vénéneux, et J. Bauhin rapporte, d'après Rondelet, l'empoisonnement par cette espèce de deux pêcheurs, dont un succomba au bout de peu de jours. Lobel, sans attribuer une activité aussi marquée

---

[1] Cette erreur se retrouve encore dans certains auteurs du XVIIe siècle. Scaliger dit, en 1679 (*Prima Scaligerana* Groningue, in-12, 1679) : *Sarza parilla est vera smilax aspera, omnibus Monspelij notissima.*

à ces ognons, signale leur goût nauséeux, qui empêche les gens les plus affamés d'en essayer comme nourriture.

Orchidées.

Orchis mascula L. — *O. morio* L.

Les tubercules des Orchis en général, et en particulier des *O. mascula* et *morio*, étaient employés comme nourriture fortifiante et stimulante.

Potamées.

Potamogeton crispus L.

Cette espèce, désignée par Lobel sous le nom de *Pusillum Fontilapathum*, était cueillie par les pharmaciens du Midi et particulièrement par ceux de Nimes comme un des ingrédients de l'onguent martial.

Zostéracées.

Zostera maritima L.

N'avait guère d'autre usage que celui de paille à emballage.

Cannacées.

* *Canna indica* L.

Cette espèce avait été cultivée par Lobel dans les jardins de Montpellier et y avait donné de belles fleurs. Sans avoir éprouvé ses propriétés, Lobel la comparait à cet égard à l'*Acorus Calamus*.

Aroïdées.

Arum italicum L. — *A. Dracunculus* L. — *A. Arisarum* L.

Ces deux dernières espèces existaient autrefois aux environs de Montpellier à l'état spontané. Lobel les y indique, et Magnol, un siècle plus tard, y signale encore l'*A. Arisarum*. Elles ont complètement disparu de nos jours.

Typhacées.

Typha latifolia L. — *T. angustifolia* L.

Le duvet des fleurs de Typha, imbibé de matières grasses, était appliqué en guise de coton sur les brûlures, pour prévenir l'inflammation et les collections séreuses. On le préconisait aussi contre les entérocèles; mais Lobel pense que ce sont les matières dont il était imbibé, qui peuvent seules agir efficacement : quant au duvet en lui-même, il ne pourrait être qu'inerte et même dangereux, en risquant de produire de la suffocation.

Cypéracées.

Cyperus longus L. — * *C. esculentus* L.

Le *Cyperus longus* à racine odorante était le Souchet des officines. Les dames se servaient de sa poudre; elles employaient aussi pour la toilette son eau distillée. Le *Souchet comestible* commençait à être cultivé dans le midi de la France, où l'on en avait reçu des tubercules de Vérone.

Graminées.

* *Zea maïs* L. — *Phalaris canariensis* L. — * *Panicum miliaceum* L. — *P. sanguinale* L. — *Cynodon dactylon* L. — * *Sorghum vulgare* L. — *Imperata cylindrica* P. de Beauv. — *Arundo donax* L. — * *Avena sativa* L. — * *Hordeum vulgare* L. * *H. hexastichon* L. — *H. distichon* L. — *H. murinum* L. — * *Secale cereale* L. — * *Triticum vulgare* L. — * *T. monococcum* L. — * *T. ovatum* Gren. et God. — *Agropyrum repens* Pal. de Beauv. — *Lolium perenne* L. — *L. temulentum* L. — * *Coïx lachryma*.

On peut voir, par la liste précédente, qu'un grand nombre de céréales étaient cultivées dans nos champs. Les *Lolium* n'étaient connus que par les propriétés inébriantes de l'ivraie. Les paysans employaient le *Lolium perenne* comme favorisant les menstrues ; mais les médecins, et Lobel entre autres, n'osaient s'en servir à cause des propriétés malfaisantes de l'espèce congénère.

L'*Imperata cylindrica* était vendu par certains pharmaciens comme le vrai Schénanthe, dont on le distinguait cependant très-facilement. Enfin le *Coïx Lachryma*, cultivé principalement dans les jardins des couvents, servait aux moines à faire des chapelets, tandis que les médecins employaient ses fruits pierreux comme diurétiques et anti-calculeux.

Fougères.

Ophioglossum vulgatum L. — *Ceterach officinarum* Willd. — *Polypodium vulgare* L. — *Polystichum filix Mas.* Roth. — *Asplenium Ruta muraria* L. — *A. Adianthum nigrum* L. — *Scolopendrium officinale* Smith. — *Pteris aquilina* L. — *Adianthum Capillus veneris* L.

Les Fougères étaient employées, les unes comme vulnéraires (*Ophioglossum vulgatum*); d'autres comme béchiques: les capillaires et les deux *Adianthum nigrum* et *A. album* des officines d'alors (*Polypodium trœthicum*)[1]; enfin l'*Asplenium ruta munaria*, que les bonnes femmes et quelquefois même les médecins substituaient aux vrais cappillaires. On employait comme vermifuges la *Fougère mâle*, le *Pteris aquilina*, qui, pour Lobel, était la Fougère femelle; et le *Ceterach officinarum*, usité surtout contre l'ascaride lombricoïde. On se servait aussi du rhizôme sucré et astringent du polypode de chêne, tandis qu'on se défiait du Dryopteris, dont la souche était réputée vénéneuse. Rondelet avait observé que la substitution de cette espèce au *Polypode ordinaire*, faite par un pharmacien ignorant, avait amené la mort de quelques-uns de ces malades.

---

[1] Lobel n'indique pas de localité précise de cette plante dans notre région, pas plus que du *Dryopteris*.

Équisétacées.

Equisetum fluviatile L. — *E. arvense* L. — *E. hyemale* L.

Les prêles étaient employés comme astringents.

Lichens.

Usnea plicata DC. — *Sticta pulmonaria* Esch.

L'Usnea des pharmacies (*Usnea plicata.*—*Muscus arboreus* de Lobel) récoltée sur les chênes était la plus estimée: elle était employée à la place de l'Usnée du crâne contre l'épilepsie.

Algues.

Corallina officinalis L. — *Ulva Lactuca* L. — *Androsace Cotylédon* L.

Cette dernière espèce si singulière est bien décrite par Lobel et indiquée dans la localité de Maguelone, où on la trouve encore. C'était un diurétique propre à résoudre les concrétions des articulations.

Hépathiques.

Marchantia polymorpha L. — *M. conica* L.

Les Marchantia entraient dans le sirop composé de chicorée et de rhubarbe à titre de calmants et de dessèchants.

Extrait du Montpellier médical.

Montpellier. — Typ. Boehm et Fils.

www.ingramcontent.com/pod-product-compliance
Lightning Source LLC
LaVergne TN
LVHW012015160826
845678LV00002B/841

* 9 7 8 2 3 2 9 6 6 4 1 3 2 *